D1724879

Reflektierte Praxis:
DED-Beiträge zur
Entwicklungspolitk

**Herausgegeben von
Willi Erl und
Volkmar Becker**

Dietrich Reimer Verlag Berlin

Hartmut Döring

Ärztlicher Ratgeber für den Aufenthalt in den Tropen

Dritte, überarbeitete und erweiterte Auflage

Dietrich Reimer Verlag Berlin

Der Deutsche Entwicklungsdienst dankt der Firma Pasteur Mérieux MSD
für die freundliche Unterstützung

Die Deutsche Bibliothek – CIP-Einheitsaufnahme

Döring, Hartmut:
Ärztlicher Ratgeber für den Aufenthalt in den Tropen / Hartmut Döring. –
3., überarb. und erw. Aufl. – Berlin : Reimer, 1998
(Reflektierte Praxis)
ISBN 3-496-02642-1
1. Auflage 1989
2. Auflage 1993
mit dem Titel *Ärztlicher Ratgeber für den Aufenthalt in Entwicklungsländern*

© 1998 by Dietrich Reimer Verlag
Dr. Friedrich Kaufmann
Unter den Eichen 57
12203 Berlin

Redaktion: Dr. Reinhard Pels Leusden und Dr. Walter Spellmeyer, Berlin
Zeichnungen: Doi Germann

Umschlaggestaltung: Bayerl & Ost, Frankfurt a. M.

Hinweis zur Produkthaftung:
Für Dosierungsangaben kann vom Verlag keine Gewähr übernommen werden.

ISBN 3-496-02642-1

Inhalt

Vorwort

„Bedenken wegen gesundheitlicher Belastungen und Gefahren spielen bei den Überlegungen, in Entwicklungsländer zu gehen, heute mit Recht eine untergeordnete Rolle. Die ‚Tropentauglichkeitsuntersuchung' wird nur selten zum Hindernis. Je näher jedoch die Ausreise heranrückt, umso mehr pflegen sich Fragen und Besorgnisse in den Vordergrund zu drängen und überschreiten manchmal das berechtigte Maß. Nach der Ausreise wiederum, bei der Begegnung mit der anscheinend undramatischen Realität, setzt sich nicht selten eine gleichermaßen unangebrachte Sorglosigkeit durch.

Es gilt, die Linie angemessener Vorsicht gegenüber den realen Gefährdungen zu finden und durchzuhalten. Dazu sollen die vorliegenden Ratschläge behilflich sein. Sie sind Ergebnis der Erfahrungen mit den Gesundheitsproblemen der Entwicklungshelfer/innen, und wurden von Herrn Dr. Hartmut Döring, einem ehemaligen Mitarbeiter des Ärztlichen Dienstes des DED, zusammengestellt.

Wir können damit den Ausreisenden einen für ihre Situation maßgeschneiderten Ratgeber mitgeben, an dem sich bei Bedarf auch die notwendigen Änderungen vornehmen lassen. Anregungen hierzu sind erbeten."

Diese der ersten Ausgabe des „Ratgebers" vor 11 Jahren vorangestellten Sätze sind nicht überholt.

Nach 1989 und 1994 erscheint jetzt die 3. Auflage in Buchform. Besonders in den Kapiteln *Impfungen* und *Malaria-Behandlung* waren Neuentwicklungen zu berücksichtigen. Erweitert wurden die Ausführungen zu *sexuell übertragbaren Krankheiten* und zum Thema *psychische Krisen* und *Suchtgefahren*. Auch die Hinweise zu *Schwangerschaft und Entbindung* haben, wie sie es verdienen, größere Aufmerksamkeit erhalten. Hinzugekommen ist auch ein Anhang über pflanzliche Heilmittel.

Die Neubearbeitung lag in der Hand von Herrn Dr. Reinhard Pels Leusden, ehemaliger Mitarbeiter im Ärztlichen Dienst des DED, jetzt ärztlicher Leiter des Instituts für Arbeits- und Reisemedizin, Berlin. Er steuerte auch das neugefaßte Kapitel „Psychische Belastungen" bei.

Die Kollegen vom Institut für Tropenmedizin Berlin, Herr Dr. Christian Schönfeld und Herr Dr. Joachim Richter, haben nützliche Hinweise zur Aktualisierung der Kapitel „Impfungen" und „Malaria" gegeben. Damit vereinigt sich in diesem Buch spezielles tropenmedizinisches Wissen, soweit es für die Beratung wichtig ist, mit den praktischen Erfahrungen des Ärztlichen Dienstes aus der Betreuung einer großen Zahl von Entwicklungshelfern und ihrer Angehörigen.

„Maßgeschneidert" für diese Zielgruppe findet der Ratgeber, vielleicht aus eben diesem Grunde, auch das Interesse der tropenreisenden Allgemeinheit.

Allen, die an seinem Zustandekommen und seiner Aktualisierung mitgewirkt haben, sei gedankt. Ausdrücklich sei Herr Dr. Walter Spellmeyer, vom ärztlichen Dienst des DED in diesen Dank eingeschlossen.

Willi Erl   Dr. Helmut Jäger
Geschäftsführer   Leiter des ärztlichen Dienstes

I   Einleitung

Wer sich entschlossen hat, einige Jahre lang in einem Entwicklungsland zu leben und zu arbeiten, wird sich während seiner Vorbereitung auf diese Zeit sicherlich auch Gedanken über die gesundheitlichen Risiken machen, die ein derartiges Vorhaben mit sich bringt. Das vorliegende Buch versucht, auf verständliche Weise die Grundabläufe einiger wichtiger Erkrankungen darzustellen. Es werden darüber hinaus Vorschläge für die Erkennung und Behandlung häufig auftretender Erkrankungen anhand bestimmter Krankheitszeichen (Symptome) gemacht. Diese Handlungsanweisungen sollen keinen Ersatz für ärztliche Hilfe darstellen, sie sollen einen Erkrankten jedoch in die Lage versetzen, Zeit zu gewinnen und bereits etwas sinnvolles zu überlegen oder zu tun, bevor ein Arzt erreicht werden kann.

Das Buch will auch dazu beitragen, zum Teil urtümliche Ängste vor den Tropenkrankheiten abzubauen. Diese Krankheiten erscheinen vielen als besonders gefährlich. Wir vergessen dabei, daß viele der heutigen „Tropenkrankheiten" vor nicht allzulanger Zeit auch in den „gemäßigten" Zonen vorkamen. So gab es z. B. die Malaria früher unter anderem in England und Deutschland. Sie wurde erst in den sechziger Jahren unseres Jahrhunderts aus den europäischen Mittelmeerländern verdrängt. Eine Erklärung dafür, daß einige Krankheiten, die früher auch in Europa verbreitet waren, heute überwiegend in tropischen Ländern vorkommen, bietet der Begriff der „Krankheiten der Armut". Die gegenwärtige Verbreitung und Bedeutung dieser Krankheiten hat weniger etwas mit „Tropen" als mit Lebensbedingungen wie unzureichender Ernährung, schlechten hygienischen Bedingungen und fehlender medizinischer Versorgung zu tun.

Ohne uns dieser Tatsache direkt bewußt zu sein, sind wir doch gewohnt, daß uns ein Großteil der Sorgen um unsere Gesundheit abgenommen wird. In Deutschland können wir in der Regel noch Wasser aus dem Hahn trinken, wenn vor seinem Genuß nicht ausdrücklich gewarnt wird („Kein Trinkwasser"). Wir müssen jedenfalls nicht damit rechnen, uns durch den Gebrauch von Leitungswasser umgehend eine Infektionskrankheit zuzuziehen. Es gab in den letzten Jahren z. B. auch keine Epidemie von Kinderlähmung, Typhus oder Cholera. Diese Art öffentlicher Gesundheitsvorsorge, die neben der Bekämpfung von Epidemien auch die Aufsicht über Wasseraufbereitung, Schlachtvieh und Schlachthöfe, Lebensmittelherstellung und -verteilung, Arzneimittel, Abfallbeseitigung usw.

zur Aufgabe hat, können die Gesundheitsdienste unserer Gastländer noch nicht leisten.

Daher ist jeder, der in ein Entwicklungsland geht, für seine Gesundheit in noch höherem Maße selbst verantwortlich als hier in Deutschland.

Ein gesunder Europäer, der seine Impfungen und andere prophylaktische Maßnahmen nicht vernachlässigt und nicht vorsätzlich Risiken eingeht, sollte in den Tropen gesundheitlich nicht gefährdeter sein als hierzulande. Das vorliegende Buch soll ihm bei der Erhaltung seiner Gesundheit helfen und ihn so in die Lage versetzen, die Zeit im Ausland zu genießen.

II Impfungen

Unter den zahlreichen Dingen, die vor einer Ausreise in ein tropisches Land bedacht und getan werden müssen, sind vier besonders wichtig:

1. Eine ärztliche und zahnärztliche Untersuchung zur Feststellung des körperlichen Zustands („Tropentauglichkeit").
2. Die Beendigung aller erforderlichen ärztlichen und zahnärztlichen Behandlungen.
3. Eine Überprüfung und Vervollständigung des Impfschutzes.
4. Der Beginn der Malariaprophylaxe (siehe unten).

Impfungen sollen helfen, vor bestimmten Infektionskrankheiten zu schützen. Dabei ist es nicht möglich und auch nicht nötig, gegen alle erdenklichen Infektionskrankheiten zu impfen. Bei der Vielzahl möglicher Impfungen muß eine Auswahl nach Notwendigkeit und Wirksamkeit getroffen werden. Die vom ärztlichen Dienst des DED getroffene Auswahl scheint nach langjährigen Erfahrungen angemessen zu sein.

Es sei betont, daß die vorgeschlagenen Schutzimpfungen für ausreichend, aber auch für notwendig gehalten werden.

Impfungen bieten nicht in jedem Fall einen vollständigen Schutz vor einer Erkrankung. Das kann daran liegen, daß eine Infektion sehr massiv ist (d. h., daß sehr viele Erreger eingedrungen sind) und dadurch den Schutz durchbricht, oder auch daran, daß der Organismus nicht voll auf die Impfung reagiert und nicht genügend Abwehrstoffe gebildet hat. Eine trotz Impfung erworbene Krankheit verläuft im allgemeinen jedoch milder.

Es gibt grundsätzlich zwei verschiedene Arten von Schutzimpfungen:

Bei der einen Methode wird das Infektionsabwehrsystem des Körpers durch Einbringen von abgeschwächten oder abgetöteten Krankheitserregern (oder ihrer krankheitsauslösenden Toxine) angeregt, Abwehrstoffe („Antikörper") zu bilden. Es wird sozusagen eine Infektion nachgeahmt, die keine oder nur sehr milde Krankheitszeichen hervorruft, aber trotzdem wie die „echte" Infektion die Antikörperbildung stimuliert. Da bei dieser Form der Impfung aktive Abwehrmaßnahmen des Körpers ausgelöst werden, wird dieses Verfahren *aktive Schutzimpfung* genannt. Beispiele hierfür sind die Schutzimpfungen gegen Wundstarrkrampf, Kinderlähmung, Gelbfieber und Hepatitis A und B.

Die andere Methode besteht darin, fertige Antikörper, die aus menschlichem Serum gewonnen wurden, zu übertragen: *passive Schutzimpfung*. Dieses Verfahren kann zur Kurzzeitprophylaxe der Hepatitis A angewandt werden.

Wiederholungsimpfungen oder Auffrischungsimpfungen („booster") sind nötig, um einen einmal aufgebauten Impfschutz aufrechtzuerhalten. Die Intervalle sind recht unterschiedlich: so hält der Impfschutz der aktiven Gelbfieberimpfung mindestens 10 Jahre lang an, der der Typhusimpfung drei Jahre. Die bei passiver Schutzimpfung übertragenen Antikörper werden relativ schnell abgebaut, sodaß die Wirkung, je nach verabfolgter Impfdosis, schon nach einigen Wochen bis Monaten abklingt.

Von den mehr als dreißig verfügbaren Impfungen sind einige wegen ihrer begrenzten Schutzwirkung oder aber möglicher Nebenwirkungen wenig sinnvoll. Im folgenden wird auf die Impfungen eingegangen, die vom ärztlichen Dienst des DED generell oder unter bestimmten Bedingungen *empfohlen* werden. Dazu gehören Standardimpfungen, die auch hier jedem empfohlen werden, z. B. gegen Tetanus sowie gegen solche, die von Tropenkrankheiten und Krankheiten, die in den Tropen wesentlich häufiger vorkommen (z. B. Gelbfieber, Typhus) herrühren.

Schutzimpfung gegen Wundstarrkrampf (Tetanus)

Die Erreger, deren Dauerformen sich überall befinden, sind weltweit verbreitet. Sie können durch jede kleinste verschmutzte Wunde in den Körper gelangen. Wunden mit stärkerer Gewebszerstörung, wie Schuß- und Bißverletzungen, und solche mit schlechtem Luftzutritt, wie Stichwunden durch Dornen oder rostige Nägel, sind besonders gefährlich, da sich die Erreger nur unter Sauerstoffabschluß vermehren. Die Krankheitserscheinungen werden durch ein Bakteriengift (Toxin), das die Erreger in der Wunde absondern, hervorgerufen.

Eine *Erkrankung* äußert sich in schwersten, über eine Woche lang wiederkehrenden Krämpfen der Skelett- und Atemmuskulatur. Die Patienten sind meistens bei vollem Bewußtsein. Die anfallsartig auftretenden Muskelkrämpfe sind so heftig, daß sogar die Wirbelkörper brechen können.

Die *Behandlung* hat außer der Symptombekämpfung nur wenige Möglichkeiten. Auch in Ländern mit guter medizinischer Versorgung – wie den USA – sterben bis zu 60 % aller Tetanuskranken. Wird die Infektion überlebt, so erholen sich die Patienten in etwa vier Wochen vollständig.

Es gibt eine sehr wirksame *Impfung* gegen den Wundstarrkrampf. Sie besteht aus drei intramuskulären Injektionen eines Toxoids im Abstand von vier bis sechs Wochen bzw. drei bis zwölf Monaten. (z. B. Tetanol® oder Tetavax®).

Der so erzielte *Impfschutz* hält zehn Jahre lang an und wird dann durch einmalige Wiederholung der Injektion aufgefrischt.

Zieht ein Geimpfter sich eine Wunde zu, so wird neben der Wundversorgung einmalig nachgeimpft, wenn die letzte Gabe länger als fünf Jahre zurückliegt.

Schutzimpfung gegen Kinderlähmung (Poliomyelitis)

Diese Impfung gehört ebenso wie die Tetanusimpfung zum Routine-Impfprogramm. Daher ist in den letzten Jahrzehnten keine Epidemie mit Kinderlähmung mehr in Deutschland aufgetreten. Auch in Entwicklungsländern wird die Krankheit mit der Verbesserung der Impfdienste und durch gezielte Impfprogramme der WHO immer seltener.

Die Erreger der Kinderlähmung sind Viren, die im Wege einer „Schmierinfektion" übertragen werden, d. h. meistens durch Hände, die nach dem Gang zur Toilette nicht gewaschen wurden (fäkal-oral), oder durch mit Fäkalien verunreinigtes Wasser. Die Viren gelangen in den Mund, werden heruntergeschluckt und vermehren sich im Darm. Wenn sie in die Körpergewebe eintreten können, zeigen sie eine Vorliebe zur Ansiedlung in denjenigen Nervenzellengruppen von Rückenmark und Gehirn, die für die Muskelbewegung zuständig sind. Störungen dieser Nervenzellengruppen lösen die gefürchteten Lähmungen aus.

Eine Infektion kann ohne alle Zeichen verlaufen oder einer „Grippe" ähneln. Es können aber auch *Symptome* einer Hirnhautentzündung (Nackensteifigkeit und Kopfschmerzen) auftreten und Lähmungen von Armen und Beinen; auch Lähmungen der Atemmuskulatur kommen vor. Sind erst einmal Lähmungen aufgetreten, so stirbt jeder dritte Erkrankte. Wird die Krankheit überlebt, kann es im Laufe von 1–2 Jahren zu einer teilweisen Rückbildung der Lähmungen kommen.

Eine *Behandlung* ist nur unterstützend (krampflösende Mittel, künstliche Beatmung etc.) möglich.

Zur Impfung wird heute die „inaktivierte Poliovakzine" (IPV) empfohlen. Der Impfstoff muß injiziert werden. Er löst die lange Jahre gebräuchliche „orale Poliovakzine" (OPV) ab, die als Schluckimpfung viel angenehmer anzuwenden war. Der Grund für die Empfehlung zur Umstellung waren die – sehr seltenen – Fälle von „Impfpolio", die als Nebenwirkung des geschluckten Lebendimpfstoffs auftreten können. Der inaktivierte Impfstoff IPV hat diese Nebenwirkung nicht.

Die Grundimmunisierung besteht aus zwei Injektionen im Abstand von zwei bis sechs Monaten. Eine Auffrischung wird notwendig nach zehn Jahren, wenn erhöhte Gefährdung z. B. durch Reise in ein Epidemiegebiet anzunehmen ist.

Schutzimfung gegen Hepatitis A

Die Hepatitis A ist eine virusbedingte Leberentzündung. Das Virus findet sich weltweit, ist allerdings in südlichen Regionen noch verbreiteter als bei uns. Es handelt es sich um eine „Schmierinfektion", die durch unsauberes Wasser oder ungewaschene Hände verbreitet wird. Aber auch eine gewissenhafte Beachtung von Hygieneprinzipien kann leider das Infektionsrisiko nicht völlig verhindern. Die Erkrankung verleiht eine lebenslange Immunität. Die Krankheit ist im Teil VII näher beschrieben.

Eine Möglichkeit der Vorbeugung bietet die Übertragung fertiger Antikörper, d. h. die passive Immunisierung mit Gammaglobulin. Die Wirkung tritt sofort ein, als Nebenwirkung kann es ein bis zwei Tage einen leichten Schmerz an der Injektionsstelle geben. Ein großer Nachteil ist die kurze Wirkungsdauer, so daß regelmäßige Auffrischungen (alle vier bis sechs Monate) notwendig werden.

Seit einigen Jahren ist es möglich, aktiv gegen Hepatitis A zu impfen. Der Impfstoff (z. B. Vaqta®) ist nach den bisherigen Erfahrungen sehr gut verträglich. Die Schutzwirkung beginnt in der Regel 2–4 Wochen nach der Erstimpfung. Auf diese folgt nach 6 bis12 Monaten eine Auffrischimpfung („booster"). Die Dauer des Schutzes nach kompletter Impfung beträgt voraussichtlich mindestens zehn Jahre.

Bei Kindern verläuft die Hepatitis A-Infektion meist unbemerkt oder nur sehr milde. Ein Grund, auch für diese eine Impfung zu erwägen besteht darin, daß von erkrankten Kindern ein Ansteckungsrisiko für ungeimpfte Kontaktpersonen ausgeht. Dieses Risiko ist jedoch in den Entwicklungsländern eher als gering einzuschätzen. Die dort lebenden Menschen infizieren sich zumeist schon im Kindesalter und sind daher immun. Die Impfung ist daher für begleitende Kinder unter zehn Jahren nicht unbedingt erforderlich.

Da die Krankheit mit zunehmenden Alter schwerer verläuft, sollten alle mitausreisenden Kinder ab dem zehnten Lebensjahr geimpft werden.

Schutzimpfung gegen Hepatitis B

Die Hepatitis B ist ebenfalls weltweit verbreitet, besonders häufig in den Ländern der Armut. Eine aktive Schutzimpfung ist verfügbar und wird in Deutschland einem gefährdeten Personenkreis, vor allem Gesundheitspersonal, angeboten. Wegen der erhöhten Ansteckungsgefahr in unseren Gastländern empfehlen wir allen Ausreisenden die Impfung gegen Hepatitis B. Auch Kleinkinder sollten geimpft werden, da es offenbar ein gewisses Risiko der Übertragung durch kleine Hautverletzungen gibt. Für die Grundimmunisierung sind drei Injektionen erforderlich. Die zweite ist vier Wochen und die dritte etwa sechs Monate nach der Erstinjektion zu geben.

Die Rate der „Impfversager" (non responder) liegt bei der Hepatitis B-Impfung mit bis zu 10 Prozent höher als bei anderen Impfungen. Daher sollte der Impferfolg etwa 4 Wochen nach der dritten Injektion mittels einer Antikörpertestung überprüft werden. Bei ausgebliebener oder zu schwacher Immunreaktion muß dann – eventuell mit einer stärkeren Dosis – nachgeimpft werden.

Die dritte Impfung ist also nach der Ausreise im Gastland fällig und sollte keinesfalls unterlassen werden, da nur so die volle und anhaltende Wirksamkeit zustande kommt. Für die Durchführung ist jeder selbst verantwortlich. Es spielt keine Rolle, welches der verschiedenen auf dem Markt befindlichen Präparate verwendet wird. Wenn der Impfstoff im Gastland nicht erhältlich ist, muß er von hier mitgenommen werden. Er hält sich einige Tage ohne Kühlung. Für längere Aufbewahrung ist der Kühlschrank (nicht das Gefrierfach!) zu verwenden.

Typhusschutzimpfung

Typhus wird durch Bakterien aus der Familie der Salmonellen hervorgerufen. Diese Bakterien sind weltweit verbreitet und kommen in tropischen und subtropischen Klimazonen sehr viel häufiger vor als in gemäßigten Zonen.

Die einzige Infektionsquelle stellen Menschen dar. Mindestens drei Prozent aller Erkrankten werden nach ihrer Genesung monate- oder jahrelang Typhusbakterien mit dem Stuhl ausscheiden („Dauerausscheider").

Eine Ansteckung erfolgt durch die Aufnahme von infizierten Nahrungsmitteln oder Wasser. Nahrungsmittel können entweder direkt durch Dauerausscheider infiziert werden oder durch Wasser, das bei der Zubereitung verwendet wurde, möglicherweise auch durch Staub oder Fliegen. Unter günstigen Bedingungen können sich die Bakterien in den Nahrungsmitteln vermehren.

Die Bakterien sind sehr widerstandsfähig gegen Austrocknung und Kälte. Sie überleben wochenlang in Wasser, Staub, Eis usw. Tiefkühlung (Brathähnchen) wird von Typhusbakterien leicht überstanden. Hervorragende Vermehrungsbedingungen finden sie in Milch, ohne daß deren Aussehen oder Geschmack irgendwie verändert würden.

Typhus ist eine schwere und langwierige Krankheit. Sie beginnt ein bis drei Wochen nach der Infektion mit einem über mehrere Tage allmählich ansteigenden Fieber, Appetitlosigkeit, Übelkeit, Kopfschmerzen. Schweres Krankheitsgefühl, Leibschmerzen, Benommenheit sind typisch. Durchfälle können später hinzukommen, auch Komplikationen wie Darmblutung und -durchbruch. Ohne Behandlung dauert die Krankheit mehrere Wochen, mit gleichmäßig hohem Fieber, das dann wieder stufenförmig abfällt. In der Regel werden frühzeitig Antibiotika eingesetzt, die den Verlauf abmildern und den ansonsten nicht seltenen tödlichen Ausgang verhindern können.

Das Risiko einer Ansteckung kann durch sorgfältigen Umgang mit Nahrungsmitteln und Wasser bedeutend vermindert werden. Typhusbakterien im Wasser werden durch Chlorung oder durch Erhitzen auf über 57 °C abgetötet. Nahrungsmittel müssen längere Zeit erhitzt werden, damit sichergestellt wird, daß diese Temperatur auch im Inneren erreicht wird.

In Gebieten, in denen es Typhus gibt, sollte man es vermeiden, ungekochtes Gemüse oder ungeschälte Früchte zu essen. Man sollte auch vorsichtig beim Essen in Restaurants sein und nur in Flaschen abgefüllte Getränke (am Tisch öffnen lassen!) zu sich nehmen.

Eine Schluckimpfung (z. B. Typhoral L®) gegen Typhus ist erhältlich. Unabhängig vom Alter – bei Kindern, sobald sie Kapseln schlucken können – wird an den Tagen 1, 3 und 5 eine Stunde vor einer Mahlzeit je eine Kapsel verabreicht. Diese dürfen nicht auseinandergenommen und nicht zerkaut werden. Der Impfschutz beginnt etwa 10 Tage nach Einnahme der letzten Kapsel. In Feldstudien wurden unterschiedliche Schutzraten von 1–3 Jahren nachgewiesen. Möglicherweise kann die Schutzwirkung jedoch durch eine massive Infektion (viele Erreger) durchbrochen werden.

Alternativ zur Schluckimpfung steht seit einigen Jahren ein Impfstoff zur Verfügung, der subcutan oder intramuskulär appliziert wird (Typhim Vi®). Die Wirkung beginnt etwa 1–2 Wochen nach der Impfung. Bei Kleinkindern unter zwei Jahren ist die Wirksamkeit allerdings zweifelhaft. Es wird ein Impfschutz von 3 Jahren nach einer Injektion angegeben. Gegenüber der Schluckimpfung hat die Injektionsimpfung den Vorteil, daß sie mit einer zum Impfzeitpunkt begonnenen Malariaprophylaxe verträglich ist. Beide Impfstoffe haben jeweils eine Schutzrate von 60–80 %.

Da noch keine ausreichenden Erfahrungen vorliegen, sollten Schwangere nicht gegen Typhus geimpft werden.

Anmerkung: Das englische Wort für Typhus ist „typhoid fever": als „typhus" wird im Englischen das Fleckfieber bezeichnet.

Schutzimpfung gegen Gelbfieber

Gelbfieber ist eine „klassische" Tropenkrankheit in dem Sinne, daß sie nicht außerhalb der Tropen vorkommt. Die Erkrankung wird durch Viren verursacht, die durch Stechmücken übertragen werden. Das Verbreitungsgebiet der übertragenden Stechmücken ist weitaus größer als das des Gelbfiebers: es kommt nur in Afrika, Mittel- und Südamerika vor. Es ist ungeklärt, weshalb es in Asien kein Gelbfieber gibt.

Die *Krankheit* dauert nur wenige Tage, die Verläufe sind außerordentlich verschieden. Es ist möglich, daß kaum Symptome bemerkt werden. Andererseits gibt es schwerste Verlaufsformen, die akut zum Tode führen. In diesen Fällen treten neben Allgemeinsymptomen wie Fieber, Kopfschmerzen und der Gelbsucht, der die Erkrankung ihren Namen verdankt, Blutungen aus Nase, Mund, Gebärmutter und Magen auf (kaffeesatzartiges Erbrechen). Ein hoher Prozentsatz der schwer Erkrankten stirbt am Gelbfieber.

Eine *Behandlung* kann wie bei den meisten Viruskrankheiten nur unterstützend, auf Milderung der Symptome ausgerichtet sein.

Es gibt eine sichere und bewährte *Schutzimpfung* (Stamaril®) gegen Gelbfieber in Form einer einmaligen Injektion. Der Impfstoff enthält abgeschwächte, aber vermehrungsfähige Viren.

Kinder im ersten Lebensjahr und Schwangere sollten nicht gegen Gelbfieber geimpft werden, obwohl kein Fall einer Fruchtschädigung durch den Impfstoff bekannt ist.

Der *Impfschutz* hält mindestens 10 Jahre lang an.

Personen, die auf Hühnereiweiß allergisch reagieren, sollen nicht geimpft werden, da der Impfstoff aufgrund seiner Herstellungsweise geringe Mengen von Hühnerprotein enthält.

Die Gelbfieberimpfung ist die einzige, die nur von bestimmten, bei der Weltgesundheitsorganisation (WHO) registrierten Instituten durchgeführt werden darf.

Die *Schutzimpfungen* gegen Wundstarrkrampf, Kinderlähmung, Hepatitis A, Hepatitis B, Typhus und gegebenenfalls Gelbfieber stellen ein notwendiges Basisimpfprogramm dar.

Schutzimpfung gegen Cholera

Cholera ist eine schwere Durchfallkrankheit, die durch bakterielle Erreger übertragen wird. Diese werden durch verseuchtes Trinkwasser, Meeresfrüchte und andere Lebensmittel aufgenommen.

Die Krankheit bricht wenige Tage nach der Infektion mit massiven wäßrigen Durchfällen und Erbrechen aus. Der Flüssigkeitsverlust kann bis zu 20 Liter an einem Tag betragen, Muskelkrämpfe und Kreislaufschock durch Austrocknung folgen schnell, die Rate des tödlichen Ausgangs beträgt bei schwerem Verlauf bis zu 50 %.

Bei adäquater medizinischer Versorgung sind die Heilungschancen sehr gut. In schwereren Fällen besteht die Behandlung im wesentlichen in einem prompten Ersatz der Flüssigkeits- und Salzverluste durch Infusionen. Bei leichteren Krankheitsverläufen reicht es häufig aus, den Flüssigkeitsverlust durch Trinken einer speziellen Lösung (orale-rehydratations-Lösung) auszugleichen.

Die herkömmliche Choleraimpfung wird von der WHO nicht mehr empfohlen. Der Schutz ist nur kurzfristig wirksam (einige Monate) und dies auch nur bei etwa der Hälfte der Geimpften. Da gleichzeitig erhebliche Nebenwirkungen nicht selten sind (Fieber, heftige entzündliche Reaktion an der Injektionsstelle), erfüllt sie nicht die Erwartungen. Sie hat sich auch als untauglich erwiesen, die Ausbreitung von Epidemien zu beeinflussen. Von Reisenden wird der Impfnachweis offiziell nicht mehr verlangt. In Gebieten, in denen die Cholera existiert, muß daher die Nahrungsmittelhygiene besonders sorgfältig gehandhabt werden (weitere Hinweise im Kapitel „Ernährung").

Alternativ steht seit einiger Zeit eine Schluckimpfung gegen Cholera zur Verfügung. Diese besteht aus einer Dosis des Impfstoffes, welcher in Wasser aufgelöst getrunken wird. Der Impfschutz beginnt ca. 8 Tage nach der Einnahme und dauert mindestens 6 Monate. Über die Höhe der Schutzwirkung liegen bisher noch keine ausreichenden Erfahrungen vor. Der Impfstoff ist in Deutschland noch nicht zugelassen, kann aber über internationale Apotheken bestellt werden.

Schutzimpfung gegen Tollwut

Tollwut ist eine Viruskrankheit, die durch Speichel (Biß oder Belecken einer Wunde) eines tollwütigen Tieres auf Menschen übertragen wird. In erster Linie ist Tollwut eine Krankheit von Füchsen, Hunden, Wölfen, Fledermäusen und Schakalen, kann aber alle Säugetiere befallen.

Tollwütige Tiere verhalten sich auffällig:
– Sie sind entweder rastlos und reizbar, wütend um sich beißend oder
– ungewöhnlich ruhig und zahm, manchmal krank wirkend.
– Sie können nicht schlucken und haben manchmal Schaum vor dem Maul.
– Hund und Katzen sterben innerhalb von 5–10 Tagen nach Ausbruch der Wut.

Praktisch jeder, der an Tollwut erkrankt, stirbt daran! Aber: Auch nach Bissen oder Kratzern durch sicher tollwütige Tiere erkranken höchstens 20 % der Gebissenen tatsächlich an Tollwut.

Eine *vorsorgliche Impfung* vor Kontakt mit einem tollwutverdächtigen Tier besteht aus drei Injektionen von je 1 ml eines „HDC-Impfstoffes" (Rabivac® oder Tollwutimpfstoff-HDC-Merieux®) an den Tagen 0, 7, 21, wenn der Tag der ersten Impfung als 0 gezählt wird. Diese Impfung wird in Deutschland empfohlen für Personen mit häufigen, beruflich bedingten Tierkontakten. Auffrischimpfungen sind zunächst nach einem Jahr, später alle fünf Jahre erforderlich.

Hat ein derart Geimpfter Kontakt mit einem tollwutverdächtigen Tier, so muß er *nachgeimpft* werden! Es sind bereits Menschen gestorben, die im Vertrauen auf die Impfung eine Nachimpfung unterlassen haben. Diese Auffrischung besteht aus ein bis drei Injektionen, je nach dem seit der Grundimmunisierung verstrichenen Zeitraum, und muß möglichst am Tag der Verletzung beginnen.

Wegen der langen Inkubationszeit kann die Schutzimpfung auch nach einem verdächtigen Kontakt noch rechtzeitig durchgeführt werden. Man muß aber möglichst innerhalb von 24 Stunden damit beginnen. Sollte dies nicht möglich sein, sind allerdings auch später begonnene Impfungen immer noch besser, als gar keine. Die Injektionen finden an den Tagen 0, 3, 7, 14, 30 und 90 statt. Zusätzlich sollte humanes Tollwutimmunglobulin (20 IE/kg Körpergewicht) gegeben werden.

Haustiere (Hunde, Katzen) gegen Tollwut impfen lassen!

Schutzimpfung gegen Meningokokkenmeningitis

Diese auch epidemische Genickstarre genannte Krankheit wird durch Bakterien (Meningokokken) verursacht. Der Erreger verbreitet sich durch Tröpfcheninfektion (d. h. ähnlich wie die Grippe). Nach einem grippeähnlichen Anfangsstadium entwickeln sich Zeichen der Hirnhautbeteiligung: Kopfschmerzen, Nackensteifigkeit, Erbrechen. Bei Kleinkindern ist die Nackensteifigkeit oft weniger ausgeprägt, starke Empfindlichkeit beim Anfassen, Krämpfe, Benommenheit und ein schrilles Schreien sind häufiger. Der Verlauf ist manchmal dramatisch schnell und besonders für Kinder verhängnisvoll. Auch mit antibiotischer Behandlung sind bleibende Schäden (z. B. Schwerhörigkeit, geistige Behinderung) oder der tödliche Ausgang in Schock und Koma nicht immer abzuwenden.

Die Meningokokkenmeningitis verbreitet sich unter Menschen, die in dürftigen und engen Verhältnissen leben. In Europa ist sie selten, in der Sahelzone und dem südlich angrenzenden Bereich aber „endemisch", d. h. es treten immer wieder, vor allem in der Trockenzeit, eine ganze Reihe Erkrankungen auf. Eine Impfung gegen die in Afrika hauptverantwortlichen Stämme A und C ist möglich. Sie ist für Kinder und Erwachsene sinnvoll. Der A/C-Kombinationsimpfstoff wird bei Kindern über zwei Jahren einmal injiziert und gibt eine Schutzwirkung für zwei bis drei Jahre, bei Kindern unter zwei Jahren ist eine Auffrischungsimpfung nach drei bis vier Monaten notwendig. Grundsätzlich muß jedoch beachtet werden, daß der Impferfolg in dieser Altersgruppe eingeschränkt ist. Empfohlen wird die Impfung für die Länder des „Meningitis-Gürtels" in Afrika: Mali, Niger, Burkina Faso, Ghana, Benin, Togo, Kamerun, Tschad, Sudan, Äthiopien, Kenia und Uganda. Wenn ein Erkrankungsfall in einer Familie auftritt, können sich ungeimpfte Kontaktpersonen mit einer ärztlich verordneten antibiotischen Prophylaxe (Sulfadiazin, Rifampicin) vor einer Ansteckung schützen.

Schutzimpfung gegen Japan B-Enzephalitis

Die Japan B-Enzephalitis ist eine Viruskrankheit mit Befall des Gehirnes. Das Virus wird durch Stechmücken übertragen und kommt vor allem in den Reisanbaugebieten Südostasiens vor (Nepal, Thailand, Laos, Kambodscha, Vietnam, Philippinen).

Die Erkrankung beginnt mit Fieber und Kopfschmerzen. Innerhalb von drei bis vier Tagen entwickeln sich Bewußtlosigkeit und Krämpfe. Die Todesrate beträgt zwischen 7 und 33 %. Auch wenn die Krankheit überstanden wird, bleiben häufig schwere Schäden bestehen. Krampfanfälle, Lähmungen der Gliedmaßen, Gangstörungen aber auch geistige Behinderung und Verhaltensstörungen sind oft die Folgen einer Japan B-Enzephalitis.

Die Impfung wird für alle empfohlen, die in den ländlichen Regionen der erwähnten Länder arbeiten oder sich dort länger aufhalten. Sie besteht aus drei aufeinanderfolgenden Injektionen, an den Tagen 0, 7, und 30. Nach 12 Monaten ist eine Auffrischung notwendig. Als Nebenwirkungen können leichtere Lokal- oder Allgemeinreaktionen auftreten. In seltenen Fällen kann es auch zu allergischen Reaktionen sofort oder nach 2 bis 3 Tagen kommen.

Der Impfstoff wird bisher nur in wenigen Ländern (z. B. Japan) hergestellt und ist in der Bundesrepublik nicht zugelassen. Er läßt sich jedoch problemlos über Importapotheken bestellen. Es wird empfohlen, sich vor Ort genau nach dem Risiko bezüglich der Japan B-Enzephalitis zu erkundigen und bei hohem Risiko die Impfung im Gastland vornehmen zu lassen.

Schutzimpfung gegen Tuberkulose

Die Tuberkulose ist heute im Vergleich zu früher bei uns eine seltene Krankheit. Im Zusammenhang mit der Immunschwächekrankheit AIDS steigt die Anzahl der Neuinfektionen seit Ende der achtziger Jahre allerdings wieder an. In den Entwicklungsländern ist die Tuberkulose wesentlich häufiger anzutreffen. Die Übertragung erfolgt meist von Mensch zu Mensch durch Tröpfcheninfektion, gelegentlich auch über infizierte Kuhmilch. Die meisten Menschen überwinden die Infektion in einem frühen Stadium und erkranken nicht. Begünstigt wird die Entstehung einer Krankheit durch Störungen des Gesundheitszustands wie Mangelernährung, Immunschwäche und andere Krankheiten. Eine Ansteckung erfordert gewöhnlich einen längeren Kontakt mit einem Kranken.

Typische Zeichen einer Lungentuberkulose sind anhaltender Husten, Fieber, Schweißneigung, Appetitverlust und Gewichtsabnahme. Gelegentlich kommt es zu schweren, akuten Verläufen sowie zum Befall anderer Organe, z. B. der Nieren oder Hirnhäute.

Tuberkulose ist heilbar. Sie wird mit einer Kombination verschiedener Antibiotika behandelt, die monatelang eingenommen werden müssen.

Eine Impfung gegen Tuberkulose steht zur Verfügung. Es handelt sich um einen Lebendimpfstoff, der allerdings nur eine Schutzwirkung von etwa 50 Prozent erreichen soll. Da sich Europäer, die in Entwicklungsländern leben, nur selten infizieren, wird eine generelle Impfung für diesen Personenkreis nicht empfohlen. Allenfalls für Neugeborene, Säuglinge und Kleinkinder kann die Frage einer Impfung mit dem Kinderarzt individuell erwogen werden, wenn folgende Kriterien zutreffen: Langzeitaufenthalt in einem Gebiet mit hohem Tuberkulose-Vorkommen, enger Kontakt zur einheimischen Bevölkerung.

Schutzimpfung gegen Pocken

Die Pockenschutzimpfung wird nicht mehr durchgeführt, seitdem es durch eine weltweite Impfaktion der WHO gelungen ist, das Pockenvirus auszurotten. Diese Impfung wird von keinem Land mehr als Voraussetzung zur Einreise gefordert.

Standard-Impfplan

Diese Angaben gelten nur unter der Voraussetzung, daß die Impfreaktion einer vorhergehenden Injektion abgeklungen ist und keine Komplikationen aufgetreten sind. Der Impfplan wurde in Anlehnung an die Empfehlungen der STIKO entwickelt.

Impfzeitpunkt

Erw	Kinder	Impfungen gegen:	Geburt bis 6. Lebenswoche	3. Lebensmonat	4. Lebensmonat	5. Lebensmonat	ab 15. Lebensmonat	ab 6. Lebensjahr	10. Lebensjahr	11.–15. Lebensjahr
	X	Tuberkulose (BCG) ° / °°	•							
X5	X	Diphtherie		•	•	•	•	• 1		• 1
	X	Pertussis (Keuchhusten)		•	•	•	•			
X5	X	Tetanus (Wundstarrkrampf)		•	•	•	•	•		•
X5	X	Poliomyelitis (Kinderlähmung) IPV		•		•	•		•	
	X	Hepatitis B		•		•	•			
	X	Masern °°					•	•		
	X	Mumps °°					•	•		
	X	Röteln °°					•	•		• 2
	X	Haemophilus influenzae Typ B		•		•	•			

Spezielle Impfungen gegen:

Erw	Kinder		
X3	X3	Gelbfieber °°	ab 6. Lebensmonat
X4	X4	Meningokokken-Meningitis A+C	ab Geburt/unter 2 Jahren 2 Injektionen
		Tollwut	bei hoher Expositionsgefahr
		Typhus	bei hoher Expositionsgefahr
X	X	Hepatitis A	ab 10. Lebensjahr

°   jederzeit möglich, jedoch nur nach negativer Tuberkulinprobe
°°   Impfabstände zu anderen Lebendimpfungen beachten
1   ab dem 6. Lebensjahr mit verringertem Impfstoffgehalt(Erw.-Dosis d)
2   alle Mädchen
3   nicht für die Länder in Asien, Mittelamerika, Chile und Simbabwe, Lesotho, Namibia, Botswana
4   Westafrika, Äthiopien, Kenia, Ruanda, Sudan, Tansania, Uganda, Namibia, Nepal
5   Auffrischung alle 10 Jahre

Schwangerschaft und Impfungen

Während einer Schwangerschaft besteht allgemein ein erhöhtes Infektionsrisiko. Der Körper konzentriert seine Kräfte auf die Schwangerschaft, die Reserven für die Infektionsabwehr scheinen etwas vermindert. Daher benötigen schwangere Frauen einen Impfschutz in besonderem Maße. Die Impfungen sollten allerdings möglichst vor Eintritt einer Schwangerschaft vorgenommen werden.

Aus theoretischen Überlegungen (vermehrungsfähige Erreger) besteht diese Zurückhaltung in besonderem Maße gegenüber Impfungen mit „Lebend-impfstoffen" (Gelbfieber, Kinderlähmung, orale Typhusimpfung). Da es dennoch immer wieder einmal vorkommen kann, daß eine Frau während der Schwangerschaft, bevor ihr bewußt wurde, daß sie schwanger ist, mit Lebendimpfstoffen geimpft wird, sei wiederholt, daß sich die empfohlene Zurückhaltung auf nur theoretische Überlegungen gründet. Es ist kein Fall einer Fruchtschädigung durch diese Impfungen während der Schwangerschaft bekannt geworden. Daher besteht kein Anlaß zu einer Schwangerschaftsunterbrechung nach versehentlicher Impfung mit den genannten Impfstoffen während der Schwangerschaft.

Obwohl die Malariaprophylaxe mit Chloroquin und Proguanil keine Impfung ist, sei wegen der besonderen Gefährdung für die Schwangere und den Fetus auch an dieser Stelle betont, daß die regelmäßige medikamentöse Malariaprophylaxe auch und gerade während der Schwangerschaft unbedingt erforderlich ist (weitere Hinweise hierzu finden sich im Abschnitt „Malaria").

III Hitze und Sonneneinwirkung

Die Temperatur des menschlichen Körpers (des Körperinneren) wird auch unter klimatisch ungünstigen Umständen bemerkenswert konstant gehalten. Bereits geringe Abweichungen vom „Sollwert" von etwa 37 °C bewirken erhebliche Beeinträchtigungen des Befindens („Fieber"). Da durch die Stoffwechselprozesse im Körper ständig Wärme erzeugt wird, ist es dem Organismus nur durch eine fein geregelte Wärmeabgabe möglich, seine Temperatur konstant zu halten. Wärme kann sich immer nur von einem Ort höherer Temperatur zu einem Ort niederer Temperatur bewegen. Mit steigender Lufttemperatur und damit geringerem Gefälle zwischen Körpertemperatur und Umgebungstemperatur werden Mechanismen wie Wärmeleitung und Wärmestrahlung, durch die der Körper Wärme abzugeben vermag, immer unwirksamer. Die Wärmeabgabe muß daher nahezu ausschließlich durch die Verdunstung des Schweißes auf der Haut folgen. Verdunstung entzieht der Umgebung Wärme. Eine uralte Anwendung dieses Prinzips ist die Benutzung von porösen Tongefäßen zur Kühlung von Trinkwasser.

Das Tropen-Klima ist nicht unbedingt durch extreme Hitze gekennzeichnet. Entscheidend für das Wohlbefinden ist das Zusammenwirken von Temperatur, Luftfeuchtigkeit und Luftbewegung. Bei hoher Luftfeuchtigkeit und Windstille wird die Wärme als drückend und schwül empfunden. Der Abtransport der verdunsteten Feuchtigkeit von der Hautoberfläche ist verlangsamt, die Wärmeabgabe des Körpers also erschwert. Der Schweiß läuft in Strömen. Luftbewegung, notfalls durch einen Ventilator, schafft deutliche Erleichterung.

Trockene Hitze ist bekanntlich erträglicher. Aufgrund der besseren Verdunstung kann der Organismus effektiver Feuchtigkeit abgeben. Die Flüssigkeitsverluste fallen nicht so stark auf, sind aber nicht geringer!

Mit dem Schweiß und mit direkter Verdunstung können enorme Flüssigkeitsmengen verlorengehen, die vier, fünf, im Extremfall auch sieben und mehr Liter betragen. Werden diese Verluste nicht konsequent ersetzt, muß der Körper an der Urinausscheidung sparen. Der Urin wird spärlich und dunkel. Ein derart konzentrierter Urin begünstigt Infektionen der Blase und Harnwege, und über längere Zeit auch die Bildung von Harnsteinen. Diese können dann in Form von „Nierenkoliken" sehr schmerzhaft – und sehr unpassend, wenn ärztliche Hilfe nicht erreichbar ist – in Erscheinung treten. Es ist nicht ganz uncharakteristisch,

daß junge, gesunde Personen ohne bisherige Neigung zu Harninfekten und Stein-
bildung einige Monate nach der Ausreise Beschwerden bekommen, – und u. U.
zur Abklärung und Behandlung zurückkommen müssen.

Die Flüssigkeitsverluste müssen ersetzt werden durch entsprechend reichli-
ches Trinken. Das Durstgefühl ist kein zuverlässiges Maß und gewährleistet oft
nicht die Aufnahme der erforderlichen Trinkmenge. Ein guter Maßstab ist jedoch die Urinfarbe: der Urin sollte hellgelb aussehen. Wenn er dunkelgelb bis
bernsteinfarben wird, muß getrunken werden! Sehr dunkler Urin, der etwa die
Farbe von Cola hat, kann aber auch Blut enthalten oder Abbauprodukte des Blut-
farbstoffes. Das kann beispielsweise bei Malaria, Hepatitis oder Erkrankungen
der Harnwege der Fall sein. Es bestehen dann aber immer auch andere Krankheitszeichen.

Schwitzen ist notwendig für die Temperaturregulation des menschlichen Organismus. Es ist ein gefährlicher Unfug wenn versucht wird, die Schweiß-
produktion aus ästhetischen Gründen (Schweißflecke in der Kleidung) zu unterdrücken und aus diesem Grund die Trinkmenge zu beschränken.

Es dauert einige Wochen, bis der Organismus sich an die neuen Umgebungsbedingungen in den Tropen angepaßt (akklimatisiert) hat. In dieser Zeit können
aufgrund von Verschiebungen des Salz- und Flüssigkeitshaushalts vorübergehend auch Wasseransammlungen in den Beinen (Knöchelödeme) auftreten, besonders nach längerem Stehen. Die Erscheinung ist harmlos. Eine Behandlung
ist nicht erforderlich.

Während der *Akklimatisierung*, also bevor die Schweißdrüsen sich an die
veränderten Bedingungen angepaßt haben, ist es wichtig, vermehrt Kochsalz zu
sich zu nehmen, z. B. durch kräftigeres Salzen der Speisen. Später reicht in der
Regel die mit normaler gemischter Ernährung aufgenommene Menge Kochsalz
zum Ausgleich des Salzhaushaltes aus. Ein frühes Warnzeichen für Koch-
salzmangel können Schlappheit, Kopfschmerzen oder Wadenkrämpfe sein. Während der Akklimatisierung sollten erschöpfende körperliche Anstrengungen vermieden werden. Sinnvollerweise sollte man sich dem Tagesrhythmus des Gast-
landes anpassen, der Rücksicht auf die Hitzebelastung nimmt.

Sonneneinwirkung

Es fällt auf, daß Besucher aus Europa bereits nach kurzem Aufenthalt häufig
sehr viel brauner sind als beispielsweise die besuchten Entwicklungshelfer. Diese Beobachtung erklärt sich aus einem vernünftigeren Umgang mit der Sonne
durch diejenigen, die in den Tropen leben: sie würden gar nicht mehr auf die

Sonnenstich

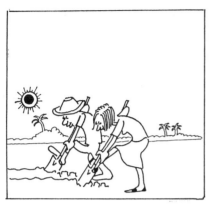 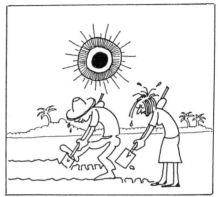

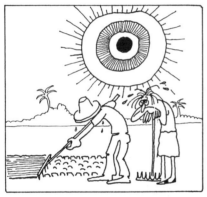 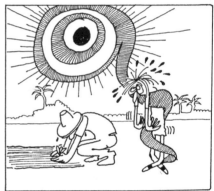

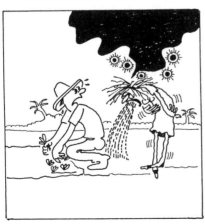 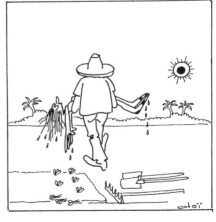

Idee kommen, sich mittags in Bikini oder Badehose hinters Haus zu legen. Ein derartiges Verhalten ist wohl ohnehin seltener geworden seit die schädlichen Wirkungen starker Sonnenbestrahlung stärker in Erscheinung getreten sind.

Zu den sonnenbedingten Hautschäden wird neben einer vorzeitigen Hautalterung durch Zerstörung der elastischen Fasern vor allem das Melanom, ein bösartiger Hauttumor gerechnet. Die auch hierzulande in den letzten Jahren beobachtete Zunahme dieser Tumore wird auf zu häufiges Sonnenbaden und die Abnahme der strahlenaufnehmenden und daher schützenden Ozonschicht zurückgeführt.

Die Intensität der Sonnenstrahlung hängt bekanntlich von vielen Faktoren ab wie Tages- und Jahreszeit oder auch Luftverschmutzung. Besonders stark ist die Strahlung in Höhen über 1000 m oder am Meer. Sie ist auch in südlichen Breiten (Äquatornähe) sehr viel stärker als wir gewohnt sind und wird leicht unterschätzt.

Für die Gewöhnung an eine stärkere Sonnenstrahlung gilt, daß man nichts erzwingen kann, daß man es langsam angehen lassen soll.

In den ersten Wochen müssen Menschen mit empfindlicher Haut (blonde und rothaarige Typen) besonders vorsichtig sein. Eine direkte Sonnenbestrahlung sollte nur wenige Minuten betragen und in kleinen Schritten ausgedehnt werden. Menschen mit besonders empfindlicher Haut und alle, die sich bereits zu Anfang ihres Tropenaufenthaltes länger der Sonne aussetzen müssen, sollten eines der üblichen Sonnenschutzmittel (Schutzfaktor 15–20) benutzen, obwohl diese durch die Filterung der Strahlung die Bildung eines natürlichen Sonnenschutzes verzögern. Dieser wird besonders durch eine Verdickung der obersten Hautschichten geleistet. Sie kann ein derartiges Ausmaß annehmen, daß ältere Weiße, die lange Zeit in den Tropen leben, geradezu blutarm wirken. Wenn die Sonneneinwirkung nachläßt, fängt die Haut nach einigen Tagen an, leicht zu schuppen: Die nicht mehr benötigte Hornschicht schilfert ab. Dieses Phänomen hat wohl jeder bereits einmal nach einem zu ausgiebigen Sonnenbad an sich beobachtet.

Die Pigmentierung der Haut (Bräune) tritt dahinter an Bedeutung zurück: Auch dunkelhäutige Menschen bekommen Sonnenbrand. Die Benutzung von Karotinpräparaten, welche die Hautfarbe verändern, ist als Sonnenschutz daher unsinnig. Möglicherweise ist sie sogar gefährlich: Die Einnahme derartiger Präparate über längere Zeit kann zu einer Einlagerung von Karotinkristallen in die Netzhaut des Auges führen.

Besonders Leute, die viel im Freien arbeiten müssen, sollten sich einen leichten Baumwollhut aufsetzen.

Eine *Sonnenbrille* leistet gute Dienste, wenn man morgens oder abends in Richtung der Sonne fahren muß. Menschen mit hellblauen Augen wird die Benutzung einer guten Sonnenbrille empfohlen, da bei ihnen die Pigmentschicht der Regenbogenhaut relativ dünn ist. Daher kann sie möglicherweise von Strahlung durchdrungen werden, welche die Netzhaut schädigen kann. Eine gute Sonnenbrille sitzt gut und weist durchgefärbte Gläser aus optischem Glas auf.

Ein *Sonnenbrand* ist medizinisch gesehen eine Verbrennung und ein deutlicher Hinweis darauf, daß die Haut mehr Ultraviolett-Strahlung abbekommen hat, als ihr gut tut. Die Ausprägung der Reaktion kann von leichter Rötung bis zu ausgedehnter Blasenbildung und sogar Blutaustritt in die Haut reichen. Wie immer und überall gilt auch hier: Vorbeugen ist besser als Heilen. Wenn jemand dennoch einen Sonnenbrand erlitten hat, hilft bereits das Auftragen einer normalen Hautcreme; Bepanthen-Salbe® ist besser. Wenn vorhanden, können Milchprodukte (Joghurt, Quark, Sauermilch) auf die Haut aufgetragen werden, die deutliche Linderung bringen.

Blasen sollten nicht unbedingt aufgestochen werden; sie sind ein natürlicher Verband und der beste Schutz der freiliegenden Hautschichten vor einer Besiedlung mit Krankheitserregern.

Hitzewirkungen

Die Aufnahmefähigkeit des Blutgefäßsystems ist um ein Vielfaches größer als die gesamte darin kreisende Blutmenge. Durch hormonelle und nervliche Steuerimpulse werden die Gefäße so enggestellt, daß in ihnen der „normale Blutdruck" aufrechterhalten wird. Diese Steuerung kann versagen, wenn die kreisende Blutmenge zu klein wird (starke Wasser- und Salzverluste durch Schwitzen) oder wenn größere Blutmengen in bestimmte Körperregionen geleitet werden, beispielsweise in die Haut bei körperlicher Anstrengung in Hitze. Bei längerem Stehen kann das Blut auch in den Beinen „versacken". In all diesen Fällen vermindert sich die Durchblutung des Gehirns, es „wird einem schwarz vor Augen", es kann auch zu einer kurzen Bewußtlosigkeit kommen. Derartige Ereignisse werden Synkope oder Kollaps genannt, *Hitzekollaps*, wenn der auslösende Faktor die Hitze ist.

Die Behandlung besteht in Flachlagern, Anheben der Beine, und Maßnahmen zur Kühlung besonders des Kopfes und der Extremitäten – mit (kaltem) Wasser. Die Erholung tritt in der Regel rasch ein. Eine Wiederholung kann durch ausreichende Salz- und Flüssigkeitszufuhr und durch Vermeidung von körperlicher Überanstrengung in der Hitze verhindert werden.

Bei großflächigen Störungen der Hautfunktion (wie sie bei ausgedehntem Sonnenbrand häufig auftritt), kann die Möglichkeit einer ausreichenden Schweißbildung derart eingeschränkt sein, daß ein Hitzestau im Körper auftritt. Die geringste zusätzliche Belastung kann zum Versagen der Temperaturregulierung, zum *Hitzschlag* führen. Die Haut ist heiß und trocken, die Körpertemperatur erhöht und es kann Bewußtlosigkeit auftreten. Diese schwere Erkrankung ist sehr selten. Sie wird hier deshalb erwähnt, weil eine Behandlung sofort einsetzen muß. Das Ziel der Behandlung ist die Senkung der Körpertemperatur: Erkrankten hinlegen, in den Schatten bringen, besser in einen kühlen Raum.

- Kleidung öffnen, wenn möglich entfernen
- Den Körper mit kaltem Wasser abreiben und dabei die Gliedmaßen massieren, um den Wärmeaustausch zwischen Körperkern und Oberfläche zu fördern
- Für Luftbewegung im Raum durch einen Fächer oder Ventilator sorgen
- Wenn keine Bewußtlosigkeit besteht, kann der Erkrankte auch schluckweise ein kühles Getränk zu sich nehmen

Hitzewirkungen auf die Haut

An Stellen, an denen Haut auf Haut reibt (Leisten, Pofalten, Busen) und sich gleichzeitig Schweiß ansammelt, der nicht abfließen kann bzw. nicht von Kleidung aufgesaugt wird, entsteht leicht der „Rote Wolf" oder „Intertrigo". Die Haut wird durch die dauernde Schweißeinwirkung gereizt, gerötet und aufgeweicht, so daß sich dann leicht Pilze oder Bakterien auf der so vorgeschädigten Haut ansiedeln. Kratzen wegen des Juckreizes schädigt die Haut dann noch stärker.

Die wirksamste Gegenmaßnahme besteht darin, die gefährdeten Bezirke trocken und möglichst kühl zu halten. Dies erreicht man,

- indem die (Baumwoll-) Unterwäsche gewechselt wird, sobald sie an den genannten Stellen nicht mehr saugfähig ist, eventuell mehrmals am Tag
- durch wiederholtes Waschen (ohne Seife) der gefährdeten Bezirke oder Duschen mit kaltem Wasser und sorgfältigem Abtrocknen
- eventuell durch Einpudern

Vor allem Kinder, aber auch Erwachsene, haben manchmal unter *Miliaria oder „prickly heat"* zu leiden. Wenn die Produktion der Schweißdrüsen wegen der Hitze besonders groß ist, gleichzeitig aber die Ausführungsgänge der Schweißdrüsen verstopft sind, führt dies zu kleinen Erhebungen auf der Haut, die in ihrer Vielzahl einer Gänsehaut gleichen. Diese Verstopfung der Schweißdrüsenausführungsgänge geht mit einer Rötung und (nicht bei allen Betroffenen) Juckreiz einher. Am häufigsten sind davon Hände, Unterarme, Brust und die Region zwischen den Schulterblättern betroffen. Ein wirklich probates Mittel dagegen gibt es leider nicht. Am besten hilft auch hier ein häufiges Abkühlen der Haut durch kaltes Abwaschen oder Duschen mehrmals täglich. Daneben kann man 10%ige Acetylsalicylvaseline zweimal täglich auf die betroffenen Stellen auftragen. Ist der Juckreiz nicht zu ertragen, so läßt er sich mit einer Antihistaminikum-Salbe (z. B. Systral®) unterdrücken. Wichtig ist es – wie bei allen Hautveränderungen in den Tropen –, das Kratzen unbedingt zu vermeiden und die betroffenen Gebiete so sauber wie möglich zu halten. Bei manchen Personen entwickeln sich schon bei der Verunreinigung von kleinsten Hautverletzungen sehr unangenehme, manchmal sogar ernste, Infektionen durch Pilze oder Bakterien. Leute, die dazu neigen, sollten jeweils frühzeitig eine antibiotikumhaltige Salbe (z. B. Nebacetin®) benutzen.

Was tun bei Wechsel ins Tropenklima?

- Übermäßige Belastungen durch Hitze, Sonne, Arbeit usw. in den ersten Tagen vermeiden.
- Einheimischen Rhythmus von Arbeit und Ruhepausen übernehmen.
- Während der ersten Wochen viel trinken und bewußt viel Kochsalz verwenden.
- Große Trinkmenge auch später beibehalten: Der Urin soll hellgelb sein.
- So oft wie nötig duschen, sparsam mit Seife umgehen.
- Locker sitzende Baumwollkleidung tragen.
- Ausschließlich Unterwäsche aus reiner Baumwolle tragen.
- Der Gebrauch von Ventilatoren kann empfohlen werden. Ein Ventilator sollte nicht den Schläfer direkt anblasen, sondern für eine Luftströmung im Raum sorgen.
- Klimaanlagen sind weitgehend unnötig. Der ständige Klimawechsel beim Betreten und Verlassen klimatisierter Räume fördert Erkältungskrankheiten. Falls eine Klimaanlage benutzt wird, sollte man die Temperatur nur mäßig absenken und den Raum nicht in einen Eiskeller verwandeln.
- Ein Hut und die Benutzung von Sonnenschutzcreme mit hohem Lichtschutzfaktor erweisen sich oft als hilfreich.

IV „Sicheres Wasser"

Auch in Entwicklungsländern hat Trinkwasser mancherorts, vor allem in den Städten, eine gute Qualität. Man sollte allerdings auf keinen Fall davon ausgehen, daß man das Wasser so trinken kann, wie es aus dem Hahn kommt. Quellen und Tanks können mit Krankheitserregern besiedelt sein und nicht immer funktionieren Trinkwasserbehandlung und Leitungsnetz, so daß das Leitungswasser eine Infektionsquelle sein kann. Es ist klar, daß Wasser, das aus Brunnen geschöpft wird oder aus fließenden oder gar stehenden Oberflächengewässern, noch gefährlicher ist.

Kommerziell abgefülltes Wasser und auf Flaschen gezogene Getränke sind normalerweise in Ordnung. Allerdings sollten die Flaschen in Gegenwart des Verbrauchers geöffnet werden, damit sichergestellt ist, daß sie nicht wieder aufgefüllt wurden. Es gibt drei Methoden, Wasser „sicher" zu machen:

- Filtern
- Kochen
- Chemische Behandlung

Filtern

Mit feinporigen keramischen Kerzenfiltern (z. B. Berkefeld Filter®) lassen sich die meisten Krankheitserreger aus dem Wasser entfernen, allerdings werden kleine Viren wie die Erreger der Kinderlähmung und der Hepatitis A durch diese Filter nicht zurückgehalten. Es gibt diese Geräte als Aufgußfilter, als Filter zum klempnermäßigen Anschluß an eine Wasserleitung und als Expeditionsfilter mit Handpumpe.

Die Methode ist nur sicher, wenn die Filterelemente intakt sind, also keine Risse aufweisen und regelmäßig sorgfältig gereinigt werden: die Filterkerzen müssen wöchentlich mit einer festen Bürste gescheuert und anschließend ausgekocht werden. Ohne entsprechende Pflege können die Filterkerzen von Krankheitserregern durchwachsen werden.

Es gibt auch Wasserfilter in denen die Krankheitserreger durch Silber abgetö-

Wasser- und Salzverlust

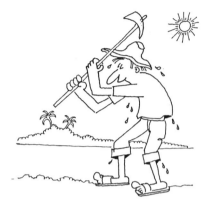
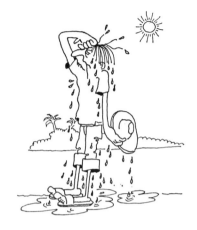

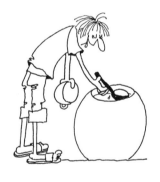
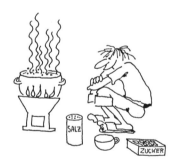

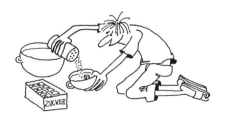
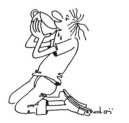

tet werden (Katadyn-Filter®, Berkefeld-S-Filter®). Die entsprechenden Filterkerzen sind erheblich teurer, brauchen aber seltener ausgekocht zu werden (etwa alle vier Wochen).

Die verbreitet angebotenen Brita-Filter® entziehen dem Wasser nur Mineralstoffe. Sie sind zur Herstellung sicheren Trinkwassers ungeeignet.

Es ist unklar, ob die Reinigung von Wasser durch „Filtrieren" durch Ziegenleder (Fensterleder), die gelegentlich empfohlen wird, tatsächlich Krankheitserreger aus dem Wasser filtert oder nur Verunreinigungen. Daher kann die Methode nur zur Grobreinigung empfohlen werden.

Kochen

Wasser, das sprudelnd gekocht hat, kann unbesorgt getrunken werden. Da der Dampfdruck von der Höhe über dem Meeresspiegel abhängt, kocht Wasser in größeren Höhen bereits weit unter 100 °C. Hier empfiehlt sich die Benutzung eines Dampfkochtopfes, wodurch auch Brennmaterial gespart wird. Da beim Kochen gelöste Gase aus dem Wasser ausgetrieben werden, hat abgekochtes Wasser einen faden Geschmack. Das läßt sich dadurch umgehen, daß man die verschließbaren Behälter, in denen man seinen Vorrat an abgekochtem Wasser (am besten im Kühlschrank) aufbewahrt, nur zu etwa 3/4 füllt. Der Geschmack des Wassers wird besser, da sich aus der überstehenden Luft wieder Gase im Wasser lösen.

Durch den Zusatz von etwas Salz oder Zitronensaft läßt sich der Geschmack verbessern.

Auch die Vorratsbehälter müssen sauber, d. h. heiß ausgespült oder besser ausgekocht sein.

Chemische Behandlung

Dieses Verfahren empfiehlt sich nur für Ausnahmefälle, d. h. wenn es nicht möglich ist, Wasser abzukochen oder zu filtern. Dabei ist zu beachten, daß nur optisch klares Wasser durch chemische Mittel keimfrei gemacht werden kann. Vor ihrer Anwendung sollte man sich Gewißheit über das Verhältnis von Chemikalien- zu Wassermenge und die erforderliche Einwirkzeit verschafft haben.

Chlor (z. B. in Chlorina® oder Chlorbleiche enthalten) ist ein wirkungsvolles Mittel, sauberes Wasser keimfrei zu machen. Hier muß etwas gerechnet werden: die Konzentration an freiem Chlor soll 0,2 bis 0,5 Milligramm pro Liter betragen. Die Einwirkzeit beträgt etwa 30 Minuten. Allerdings werden auch dann Zysten (widerstandsfähige Dauerformen von Amöben oder Lamblien) durch Chlor nicht unschädlich gemacht.

Jod wirkt auch gegen Zysten: Zwei Tropfen einer zweiprozentigen Jodtinktur reichen aus, einen Liter klaren Wassers innerhalb von 20 bis 30 Minuten zu desinfizieren. Jod ist auch in Tablettenform erhältlich. Seine Verwendung kann nur bedingt empfohlen werden, da es häufig allergische Reaktionen auslöst. Es darf von Personen mit Schilddrüsenerkrankungen nicht verwendet werden.

Silber (z. B. in Micropur® enthalten) wirkt ähnlich wie Chlor.

Alkohol desinfiziert Wasser nicht, daher sollten auch Mixgetränke wie Longdrinks nur mit behandeltem Wasser hergestellt werden.

Auch Kälte desinfiziert nicht. Viele Keime und besonders Zysten sind kältestabil. Ein Kühlschrank ist kein Sterilisator. Auch Eiswürfel dürfen nur aus abgekochtem Wasser hergestellt werden.

Es ist häufig sicherer, aus einer (frisch geöffneten) Flasche zu trinken als aus einem Glas oder Becher.

Tee ist ein Getränk, das dem Tropenklima angepaßt ist. Es ist eine gute Idee, um Tee (oder Kaffee) zu bitten, wenn auf dem Land ein Getränk angeboten wird: das verwendete Wasser wird in der Regel gekocht haben.

Zum Zähneputzen ist am besten das zum Trinken aufbereitete Wasser zu benutzen. Waschwasser (aus Wasserleitung, Brunnen etc.) erfordert keinen besonderen Aufwand.

Gelegentliche Versager in der Trinkwasserbehandlung oder in der Sorgfalt des Trinkwassergebrauchs werden nicht ausbleiben. Dies ist nicht als Katastrophe zu betrachten.

Was tun für „sicheres Wasser"?

- Die Filterung von Wasser durch Keramikfilter ergibt kein völlig sicheres Wasser, da kleine Viren wie besonders die Erreger der Kinderlähmung und der Hepatitis A nicht durch diese Filter aus dem Wasser entfernt werden. Die verwendeten Filterkerzen müssen regelmäßig gereinigt werden und dürfen nicht beschädigt sein (Haarrisse).
- Eine gute Methode zur Herstellung praktisch ungefährlichen Wassers ist, alles Trinkwasser, Wasser für Eiswürfel usw. sprudelnd zu kochen und das Wasser dann in nicht vollständig gefüllten, sauberen (ausgekochten) und verschlossenen Gefäßen im Kühlschrank aufzubewahren.
- Chemische Verfahren sollten nur im Ausnahmefall angewendet werden, sie sind keine Dauerlösung.

- Wer nur Zugang zu sehr schlechtem Wasser hat, kann natürlich zwei Verfahren kombinieren, also das Trinkwasser erst filtern und dann kochen.
- Vorsicht ist geboten beim „Genuß" von Wasser oder Eiswürfeln in Lokalen oder auf der Straße.

V Ernährung

Es ist in den meisten Ländern möglich, sich „ausgewogen" zu ernähren. Ausgewogen heißt, daß die Nahrung enthalten soll:

* Baustoffe wie Eiweiß (Fleisch, Fisch, Eier, Käse und Milch)
* Betriebsstoffe wie Fett (Butter, Öl, Margarine) und Kohlehydrate (Mehl, Zukker, Brot, Nudeln, Reis, Kartoffeln) sowie
* Ballaststoffe, Vitamine und Mineralien (Gemüse und Früchte).

Unterschiede zum Gewohnten wird es wahrscheinlich nicht nur bei den Eiweißen geben. Aus Glaubensgründen (rituelles Verbot, Schweinefleisch zu essen) oder aus Gründen des Aberglaubens (Kinder, die Eier essen, werden Hühnerdiebe), aber auch wegen saisonalen oder regionalen Mangels (Fisch, Früchte, Gemüse) ist das Nahrungsmittelangebot manchmal beschränkt.

Fleisch muß immer gut durchgebraten oder gekocht sein, es darf keinesfalls roh genossen werden.

Auch vom Verzehr roher Eier (nichtpasteurisierte Mayonnaise) muß dringend abgeraten werden, da sie häufig mit Salmonellen besiedelt sind.

Auch Milch und Käse sind leider ausgezeichnete Nährböden für viele Krankheitserreger: hier seien Rindertuberkulose und Durchfallerkrankungen erwähnt. Daher muß Milch, die nicht bereits sterilisiert oder pasteurisiert gekauft wurde, abgekocht und dann im Kühlschrank aufbewahrt werden.

Wenn Eiweiß aus tierischen Quellen nicht erhältlich ist, kann der Bedarf durch Bohnen, Erbsen, Linsen und Nüsse gedeckt werden.

Zu Fetten ist zu sagen, daß man vorsichtig beim Kauf lokal, d. h. auf Dorfebene hergestellten Öls sein muß. Wenn kein fabrikmäßig hergestelltes Speiseöl erhältlich ist, sollte man die Leute kennen, von denen man Öl kauft. Der Verzehr gepanschten Öls kann zu schweren Erkrankungen, beispielsweise mit bleibenden Nervenschäden führen.

Außerordentlich vielseitig und bereichernd für jede Küche sind die Kohlehydrate, die unter anderen in Delikatessen wie Yam, Kassava oder Kochbananen enthalten sind. Es ist angeraten, sich Kenntnisse der lokalen Küche anzueignen. Es gibt wichtige Dinge zu lernen, wie zum Beispiel die richtige Zubereitung von Kassava, die lebensbedrohliche Mengen von Blausäure enthalten kann.

Es wird häufig nicht einfach sein, gutes Brot zu bekommen. Wenn jemand nicht darauf verzichten mag, sollte er bereits vor der Ausreise das Brotbacken mit Weizenmehl und Trockenhefe oder das Ansetzen eines Sauerteigs üben. In Backfolie läßt sich recht saftiges Brot backen.

Eine alte britische Kolonialregel zur Behandlung von Obst und Gemüse lautete:

„Peel it, cook it or forget it".

Die Düngung von Gemüsepflanzen mit menschlichen oder tierischen Ausscheidungen ist sehr verbreitet. Auch erfolgen Transport, Verkauf und Verarbeitung häufig unter fragwürdigen hygienischen Bedingungen.

Zur Keimreduzierung kann man Obst und Gemüse, soweit es nicht geschält oder gekocht werden kann, nach sorgfältigem Waschen und Schrubben mit einer Bürste eine halbe Minute in kochendes Wasser legen und danach mit sauberem Wasser abspülen. Auch kurzes Einlegen in entsprechend verdünnte Chlorbleiche ist möglich. Die noch immer empfohlene „rosa" Kaliumpermanganatlösung ist nicht ausreichend wirksam. Vom Gebrauch von Jodlösung wird wegen der Gefahr von Nebenwirkungen bei versehentlicher Fehldosierung abgeraten. Nicht nur Krankheitserreger können die Gesundheit beim Verzehr von Obst und Gemüse gefährden. In einigen Entwicklungsländern sind Pflanzenschutzmittel im Gebrauch, die hierzulande schon vor langer Zeit verboten wurden. Man muß daher damit rechnen, daß pflanzliche Nahrungsmittel u.U. in hoher Konzentration mit derartigen Fungiziden, Herbiziden und Insektiziden kontaminiert sind.

Größte Vorsicht ist geboten beim Verzehr von Nahrungsmitteln, die nicht frisch zubereitet wurden. Dies gilt besonders für Speisen auf „Kalten Büffets", Eierspeisen, Pasteten, alle mit Mayonnaise zurbereiteten Speisen, aber auch Speiseeis: durch diese Speisen werden besonders leicht die Erreger von Typhus und Paratyphus übertragen.

Wer Nahrungsmittel in Dosen kauft, sollte darauf achten, daß diese nicht aufgetrieben oder eingedrückt sind. Im ersten Fal ist damit zu rechnen, daß der Doseninhalt mit gasbildenden Bakterien besiedelt ist. Gleiches gilt, wenn beim Einsetzen des Dosenöffners zischend Gas entweicht. Bei eingedellten Dosen kann die innere Schutzschicht zwischen Blech und Doseninhalt verletzt sein.

Man kann den Inhalt einer Dose nicht allein durch Betrachten oder Beriechen als sicher klassifizieren. Auffälliger Geruch oder ungewöhnliche Farbveränderungen sollten vor dem Verzehr warnen.

Getränke sind nicht sicherer als das zu ihrer Herstellung verwendete Wasser (s. „Sicheres Wasser").

Weitere Hinweise zum Thema Ernährung in den Tropen lassen sich der Broschüre „Küche und Kochen in Übersee", herausgegeben von „Dienste in Übersee", entnehmen.

VI Abfallbeseitigung

Die Abfallbeseitigung kann erhebliche Probleme bereiten. Nun wird kaum jemand in die Verlegenheit kommen, seine eigene *Latrine* bauen zu müssen, obwohl diese Aufgabe nicht allzu schwierig ist, sofern einige Regeln berücksichtigt werden. Dennoch sollte man fachkundigen Rat einholen, da unter anderem die Zahl der Benutzer und der vorgesehenen Nutzungsdauer, Bodenbeschaffenheit, Höhe des Grundwasserspiegels, lokal erhältliche Baumaterialien usw. bei der Planung berücksichtigt werden müssen. Jede Art von Latrine ist eine Produktionsstätte von Fliegen und muß daher vor diesen geschützt werden. Fliegen legen ihre Eier gern in Fäkalien ab, da die Larven darin die für ihre Entwicklung erforderliche Nahrung vorfinden. Daher müssen Plumpsklos einen dichtschließenden Deckel haben, sofern die Senkgrube nicht mit einem Entlüftungsrohr versehen ist. Ein derartiges Entlüftungsrohr soll einen möglichst großen Durchmesser haben und am oberen Ende mit einem Fliegendraht abgeschlossen sein.

Man kann mit organischen *Haushaltsabfällen* „mulchen" oder aber einen Komposthaufen anlegen. Mit Kompostierung sollte man einige Erfahrung haben, da man sonst leicht Ratten und andere Tiere ans Haus lockt. Es dauert einige Monate, bis in einem Komposthaufen verwertbarer Kompost entsteht.

Der Boden von *Dosen oder Büchsen* soll mit einem Dorn oder einem kräftigen Schraubenzieher mehrfach durchlöchert werden, damit sich in ihnen kein Wasser sammeln kann (Moskitobrutplatz). Dosen können auch ins Feuer geworfen werden. Sie glühen darin aus und rosten später sehr viel schneller. In einigen Jahren werden sie vollständig zerfallen. Da Glas sehr haltbar ist, ist die Beseitigung von *Flaschen* wirklich schwierig. Man sollte immer versuchen, sie zurückzugeben. Ein Berg von Flaschen am Haus bietet nur Unterschlupf beispielsweise für Skorpione.

Es wird häufig nichts anderes übrigbleiben, als einen Teil der Abfälle zu vergraben. Es ist darauf zu achten, daß eine *Abfallgrube* möglichst weit vom Haus entfernt ist und daß sie sich vor allem in der Regenzeit nicht in ein Wasserloch verwandelt, in dem das Wasser noch lange steht und so einen Brutplatz für Moskitos bildet. Auch hier besteht wieder die Möglichkeit, Ratten ans Haus zu locken. Wenn irgend möglich, sollen die Abfälle täglich mit einer Schicht Erde bedeckt werden. Häufig wird es nicht zu umgehen sein, einen großen Teil der Abfälle in einer nach lokalem Vorbild erbauten Vorrichtung zu verbrennen.

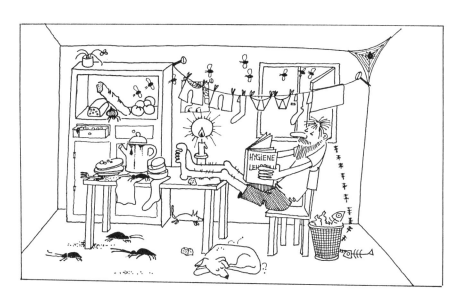

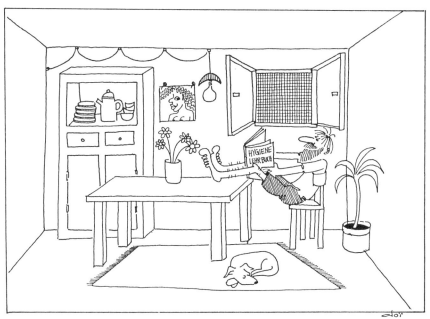

Grauwasser, also Wasser, das zum Geschirrspülen und Duschen benutzt wurde, kann zum Bewässern des Hausgartens weiterverwendet werden, sofern es nicht zuviel Phosphate enthält. In diesem Fall sollte es durch einen Sandfilter gereinigt werden.

VII Häufige Krankheiten

In den meisten Ländern der Armut spielen auch heute noch Infektionskrankheiten die wichtigste Rolle als Verursacher von Krankheit und Tod. An der Spitze stehen nicht die klassischen Tropenkrankheiten, sondern Durchfallerkrankungen, Erkrankungen der Atemwege und Malaria.

Letztere ist heute noch am ehesten als „Tropenkrankheit" zu klassifizieren. Trotz aller Bemühungen um eine Steigerung des Lebensstandards und eine Verbesserung der medizinischen Versorgung ähnelt die Situation der Entwicklungsländer derjenigen Europas im vorigen Jahrhundert.

Für einreisende Europäer haben die Tropenkrankheiten dank der Impfungen und verbesserter Vorsorge- und Behandlungsmöglichkeiten ihre Schrecken verloren. Aufgrund ihrer besseren Ernährungs- und Wohnverhältnisse sind Europäer den verbreiteten „Krankheiten der Armut" zudem weit weniger ausgesetzt als die Einheimischen. Auf den folgenden Seiten werden einige Informationen zu den wichtigsten Krankheiten gegeben. Sie sollen dazu beitragen, die in der Einleitung angesprochene höhere Verantwortung des Einzelnen für die Erhaltung seiner Gesundheit zu unterstützen.

Die häufigsten Krankheiten in den Tropen sind „Infektionskrankheiten". Ein krankmachender „Erreger" gelangt in den Körper, in den er nicht hingehört. Diese Krankheitserreger können von einem Menschen auf den anderen übertragen werden. Die wichtigsten „Transportmittel" dafür sind neben Moskitos

die Drei F: F wie Finger
F wie Fäkalien
F wie Fliegen

Infektionen durch Erreger, die mit Fäkalien ausgeschieden und durch (ungewaschene) Finger übertragen werden, heißen „Schmierinfektionen". Beispiele hierfür sind die Kinderlähmung und die Hepatitis A.

Nicht jede Infektion führt zu einer Erkrankung; auch Verlauf und Schweregrad von Krankheiten sind individuell sehr verschieden. Die Fähigkeit von Erregern, eine Erkrankung hervorzurufen und die Möglichkeiten eines befallenen Organismus, diese abzuwehren bzw. sie zu überstehen, beruhen auf Verschiebungen eines Gleichgewichtes zwischen

– Zahl und Aggressivität von Erregern und
– Allgemeinzustand und Abwehrkräften des befallenen Organismus.

Letztere werden durch Schutzimpfungen gestärkt. Sie sind darüberhinaus von der Ernährung abhängig: untergewichtige Mütter gebären untergewichtige und damit gefährdete Kinder. Bei Eiweißmangelernährung können möglicherweise nicht ausreichend Antikörper gebildet werden usw. Der menschliche Organismus baut Abwehrkörper in der Auseinandersetzung mit Erregern bzw. bestimmten Impfstoffen auf. Europäer treffen in den Tropen erstmals in ihrem Leben auf bestimmte Krankheitserreger, gegen die ihr Organismus keine Schutzmaßnahmen aufbauen konnte. Daraus folgt, daß sie sich so weit wie möglich durch Impfungen und andere prophylaktische Maßnahmen gegen diese Erreger schützen müssen.

Ein Beispiel aus der Geschichte mag belegen, welches Unheil Krankheitserreger anrichten können, die erstmalig auf ungeschützte Menschen treffen. Im Laufe der Eroberung Amerikas fielen ganze Indianervölker einem Erreger zum Opfer, der uns als relativ harmlos erscheint: dem Masernvirus.

Malaria

Seit dem Scheitern der von der Weltgesundheitsorganisation (WHO) geförderten weltweiten Ausrottungskampagnen breitet sich die Malaria wieder aus. Sie ist mittlerweile in viele Gebiete zurückgekehrt, die bereits von ihr befreit worden waren.

Ihr gegenwärtiges Verbreitungsgebiet läßt sich aus der von der WHO (1997) veröffentlichten Karte ablesen. Mit Ausnahme Afrikas und Indiens ist in den Innenstädten der großen Metropolen kaum mit einer Übertragung von Malaria zu rechnen. Übertragungen sind am häufigsten in heißen und niedrig gelegenen Landstrichen (Flußebenen), aber auch in Höhen bis zu 3000 m möglich.

Malaria ist die gefährlichste der durch Stechmücken (Moskitos) übertragenen Krankheiten: In jedem Jahr sterben an ihr etwa 1 Million Menschen. Die Situation hat sich in den letzten Jahren dadurch verschlimmert, daß die Anopheles-Mücken, welche Malaria übertragen, zunehmend unempfindlich gegen Insektizide geworden sind. Gleichzeitig hat die Widerstandsfähigkeit der Malariaerreger gegen Medikamente zugenommen.

Ein erstmals in ein Malariagebiet einreisender Europäer konnte sich mit den Erregern dieser Erkrankung niemals auseinandersetzen und ist ihnen daher schutzlos ausgeliefert, sofern er keine Vorbeugung betreibt. Erst nach längerem Aufenthalt in einem Gebiet hoher Malariaübertragung kann sich eine Teilimmunität entwickeln. Es können dann zwar immer noch Malaria-Anfälle auftreten, sie werden jedoch eher mild verlaufen. Diese erhöhte Widerstandskraft wird nur

Malariaverbreitung und Einteilung in Zonen für die medikamentöse Prophylaxe und Notfallbehandlung – 1998

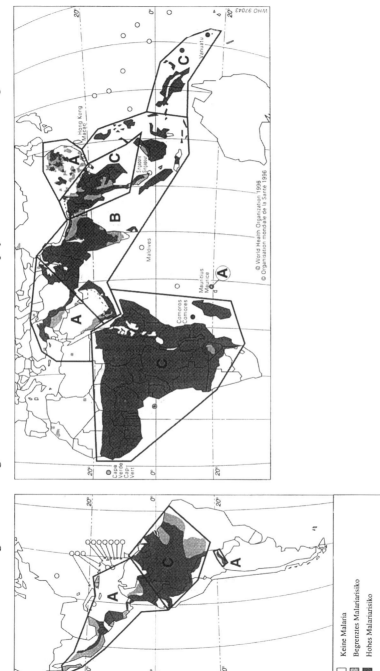

Keine Malaria

Begrenztes Malariarisiko

Hohes Malariarisiko

durch den Reiz häufig wiederholter Infektionen mit Malariaerregern aufrechterhalten. Sie geht verloren, wenn dieser Reiz für längere Zeit fehlt, beispielsweise wenn man das Malariagebiet für mehrere Jahre verläßt. Auch die einheimischen Säuglinge und Kleinkinder müssen diese Teilimmunität erst erwerben. Aus dieser Altersgruppe stammen die meisten Malariaopfer.

Die Abwehrkräfte von Schwangeren, besonders von Erstgebärenden, sind allein durch die Schwangerschaft bereits stark belastet. Eine Malariaerkrankung verläuft daher häufig schwerer und kann darüber hinaus zu Aborten, zu Tot- und Frühgeburten führen. Daher ist ein konsequenter Schutz vor Malaria in der Schwangerschaft besonders wichtig. Hoffnungen auf eine wirksame Malariaimpfung haben sich bisher nicht erfüllt.

Die Malariaerreger

Die Erreger der Malaria sind mikroskopisch kleine Einzeller (Plasmodien), die durch den Stich der Anophelesmücke übertragen werden. Es gibt vier verschiedene Arten von Plasmodien, die unterschiedliche Krankheitsverläufe bedingen. Das Plasmodium vivax ruft eine charakteristische Fieberkurve mit Temperaturspitzen an jedem zweiten Tag hervor, beim P. malariae treten die Temperaturspitzen an jedem dritten Tag auf. Eine relativ milde, dafür langwierige Verlaufsform bewirkt das P. ovale; das P. falciparum ist verantwortlich für die weitaus gefährlichste Form, die Malaria tropica. Diese zeichnet sich durch einen recht ungesetzmäßigen Temperaturverlauf aus und ist fast ausschließlich für die Todesfälle verantwortlich. Leider ist sie gleichzeitig auch die am weitesten verbreitete Form der Malaria.

Die Plasmodien machen in ihren Wirten Mensch und Mücke einen hochkomplizierten Kreislauf durch, dessen Ergebnis eine massenhafte Vermehrung der Erreger ist. Auf den verschiedenen Entwicklungsstufen verändern sie ihr Aussehen und ihre Empfindlichkeit gegen Medikamente. Vereinfacht stellt sich dieser Kreislauf folgendermaßen dar: durch den Stich einer infizierten Anophelesmücke gelangen Malariaerreger in das Blut des Menschen. Mit diesem werden sie in die Leber verschleppt, in deren Zellen sie sich erstmals vermehren. Bei Infektionen mit P. vivax und P. ovale treten einige Erreger in den Leberzellen in eine Ruhephase ein, die Monate, gelegentlich sogar Jahre dauern kann ("Leberformen"). Nach 5 bis 15 Tagen verlassen die meisten Erreger die Leberzellen und treten ins Blut über, wo sie in rote Blutkörperchen eindringen. Hier vermehren sie sich erneut und zerstören diese schließlich. Die freigesetzten Erreger dringen erneut in rote Blutkörperchen ein (und im Fall von P. vivax und P. ovale auch wieder in die Leberzellen), um sich wieder zu vermehren. P. malariae kann jahrelang in geringer Zahl im Blut anwesend sein, ehe sich Symptome der Infektion erstmals zeigen.

Das Hauptsymptom der Malaria, nämlich hohes Fieber mit Schüttelfrost, tritt beim synchronen Zerfall einer großen Zahl roter Blutkörperchen auf. Wenn eine Mücke einen infizierten Menschen sticht, wird sie mit dem Blut wieder Erreger aufnehmen, die sich im Magen der Mücke weiterentwickeln, in deren Speicheldrüse wandern und mit einem nächsten Stich wieder auf einen Menschen übertragen werden können. Damit schließt sich der Kreis.

Das Krankheitsbild

Vom Stich der Mücke bis zum Auftreten von Krankheitserscheinungen vergehen 7 bis 30 Tage. Die ersten Symptome sind häufig uncharakteristisch: leichtes Fieber, allgemeines Unwohlsein, Mißempfindungen auf der Haut, Frösteln, Gliederschmerzen werden leicht z. B. als Grippe mißdeutet. Wer einige Malariaanfälle durchgemacht hat, lernt jedoch „seine" Malaria frühzeitig zu erkennen.

Nach 2 bis 3 Tagen wird das Bild eindeutiger. Der typische Malaria-Anfall beginnt plötzlich mit Kältegefühl und Zittern (Zähneklappern), das sich bis zum heftigen Schüttelfrost steigern kann. Der Kranke wickelt sich in seine Decken, ohne sich erwärmen zu können. Das Frösteln dauert ein bis zwei Stunden und ist von schnellem Fieberanstieg bis auf 41–42 °C begleitet. Dieses hält drei bis vier Stunden an. Der Kranke fühlt sich heiß und trocken an und entledigt sich der Decken. Schwere Kopf- und Gliederschmerzen sind charakteristisch, auch Benommenheit, Delirium und Krämpfe kommen vor. Innerhalb von zwei bis vier Stunden fällt das Fieber ab, der Kranke schwitzt wie aus dem Wasser gezogen. Er fühlt sich erschöpft aber erleichtert.

Diese Anfälle treten anfangs unregelmäßig auf, werden (ohne Behandlung) innerhalb einer Woche aber regelmäßig und bieten die bekannte Periodizität, die zur Benennung als Drei-Tage-Fieber (Tertiana) und Vier-Tage-Fieber (Quartana) geführt hat. Die gefährliche Malaria tropica weist eine typische Periodizität allerdings nicht auf. Bei fortgeschrittenen und schweren Verläufen können Übelkeit, Erbrechen und Durchfälle (vor allem bei Kindern), leichte Gelbsucht und andere Symptome vorkommen.

Der Befall des Gehirns mit massenhafter Vermehrung von Plasmodien in den Kapillaren des Gehirns (zerebrale Malaria) ist eine Besonderheit der Malaria tropica und bildet die Grundlage ihrer Gefährlichkeit. Bereits vor einem auffälligen Fieberanstieg können Verwirrtheit, Sprach- und Verhaltensstörungen auftreten. Bewußtlosigkeit, Krämpfe oder ein Kreislaufkollaps sind dann meistens von hohen Temperaturen bis 41 Grad begleitet. In diesem Stadium kann die Behandlung schon zu spät kommen. Unbehandelt endet die zerebrale Malaria in der Mehrzahl der Fälle innerhalb weniger Tage tödlich.

Diese *zerebrale Malaria* tritt praktisch nur bei nicht-immunen Personen auf. Dies sind bei Einheimischen in hoch-endemischen Gebieten hauptsächlich Kinder, in weniger stark verseuchten Gebieten auch Erwachsene. Von den Europäern sind besonders die neu in ein Malariagebiet eingereisten Personen, die keine medikamentöse Prophylaxe betreiben, gefährdet. Auch in der Bundesrepublik kommt es unter zurückgekehrten Touristen zu 10–20 Todesfällen pro Jahr, da hier die Malaria häufig zu spät erkannt und behandelt wird.

Eine sichere *Diagnose* kann nur durch eine mikroskopische Blutuntersuchung gestellt werden. Sie ist vor Einleitung einer Behandlung wünschenswert. Es wäre aber gefährlich, eine notwendige Behandlung wegen der Sicherung der Diagnose zu verzögern. Bevor man also weite Wege zu einer geeigneten medizinischen Einrichtung auf sich nimmt, oder eine Nacht abwartet, weil das Labor nicht dienstbereit ist, *muß man auf den Verdacht hin selbst mit der Behandlung anfangen.* Der bedrohlich schnelle Verlauf, der bei der Malaria tropica immer möglich ist, erlaubt keinen Aufschub. Jedes Fieber im oder nach Aufenthalt im Malariagebiet (und während des ersten Jahres nach der Rückkehr) muß bis zum Beweis des Gegenteils als Symptom einer Malaria angesehen und entsprechend behandelt werden. Nach einer in eigener Regie begonnenen Behandlung sollte in jedem Fall so bald wie möglich ein Arzt aufgesucht werden.

Allgemeine Vorbeugung (Prophylaxe)

Zum Fehlschlag der Moskitobekämpfung in großem Stil mit chemischen Mitteln gesellen sich zunehmende Schwierigkeiten mit der medikamentösen Prophylaxe (s. unten). Darum werden traditionelle und biologische Verfahren, die in den letzten Jahrzehnten aufgrund der enormen Anfangserfolge beim Einsatz chemischer Mittel vernachlässigt wurden, jetzt wieder stärker beachtet. Es sollen alle Möglichkeiten genutzt werden, sowohl den Kontakt zwischen Menschen und Moskitos als auch die Zahl der Moskitos zu vermindern.

Die Anopheles-Mücken stechen meist zwischen Sonnenuntergang und Sonnenaufgang. Wenn möglich sollen alle Fenster des Hauses, mindestens aber die Schlafräume, mit feinem *Fliegendraht* gesichert werden. Es ist zweckmäßig, zusätzlich zur normalen Haustür eine leichte Lattentür anzubringen, die ebenfalls mit Fliegendraht bespannt ist. Auf diese Weise kann das Haus gelüftet werden, ohne daß Insekten hineingelangen können. Ein kräftiges Gummiband oder eine Feder kann verhindern daß diese Tür unnötig offen steht.

Ganz besonders, keineswegs ausschließlich für Kinder, wird der Gebrauch von *Moskitonetzen* empfohlen. Die Netze dürfen keinerlei Beschädigung aufweisen. Ihr unterer Rand muß bereits vor Eintritt der Abenddämmerung sorgfältig unter die Matratze gesteckt werden. Anopheles-Mücken suchen stundenlang Moskitonetze nach Lücken ab. Sie stechen aber auch durchs Netz hindurch in Körperteile, die dem Netz anliegen. Kunststoff- und Baumwollnetze sind gleichwertig, sofern sie feinmaschig genug sind.

Trotz aller Vorsicht wird es gelegentlich notwendig werden, ein *Insektenspray* (auf Pyrethrumbasis) zu benutzen. Moskitos, die im Haus rasten, halten sich am Tage gern an dunklen Plätzen auf, hinter Bildern, an der Unterseite von Betten und Tischen usw. Pyrethrum ist ein aus Chrysanthemenblüten hergestellter natürlicher Wirkstoff, der für Menschen und Tiere bei gelegentlicher vorsichtiger Benutzung vermutlich relativ ungefährlich ist. Man sollte einen ausgesprühten Raum einige Stunden lang nicht betreten und vor erneuter Benutzung gut durchlüften.

Pyrethrum ist auch in den *Moskito-Spiralen* (Coils) enthalten, die etwa 8 Stunden lang wie Räucherstäbchen glimmen, nachdem sie einmal angezündet wurden. In geschlossenen Räumen sollten sie nur gelegentlich und nur kurzfristig benutzt werden.

Industriell hergestellte Pyrethrumabkömmlinge (Pyrethroide) kommen in kleinen *elektrischen Verdampfergeräten* zur Anwendung, die recht gut funktionieren.

Pyrethroide, z. B. das **Deltamethrin**®, werden auch zur *Imprägnierung* von Moskitonetzen benutzt. Derart imprägnierte Moskitonetze haben sich zur Mückenvernichtung als sehr nützlich erwiesen. Sie werden, nachdem schädliche Nebenwirkungen auf den Benutzer sich nicht haben nachweisen lassen, von den Tropeninstituten und auch von der Weltgesundheitsorganisation empfohlen. Natürlich stellen sich, wie bei anderen Insektiziden, Fragen bezüglich der langfristigen Auswirkungen. Die bedenkenlose Propagierung solcher Schädlingsbekämpfungsmittel wird z. Zt. wieder lebhaft kritisiert. Gegenüber der ganz realen Gefahr einer tödlich verlaufenden Malaria tropica, nehmen sich die Bedenken gegen eine Imprägnierung jedoch als unverhältnismäßig aus. Im Vergleich zu den anderen z. T. recht populären Formen der Pyrethrumanwendung (Räucherspiralen, Sprays, Verdampfer), die sinnlich wahrnehmbare Substanzmengen in die Atemluft gelangen lassen, ist die Imprägnierung – vorschriftsmäßiges Vorgehen vorausgesetzt – sicher die harmloseste. Aus dem getrockneten imprägnierten Gewebe geht praktisch überhaupt nichts von der Substanz durch Einatmen oder Berühren auf den Menschen über.

Insektenschutzmittel (Repellents) können sehr hilfreich sein. Es handelt sich um Salben, Flüssigkeiten oder Sprays, die auf die Haut aufgebracht werden und einige Stunden lang vor Moskitos schützen. Ihre Wirkdauer wird durch starkes Schwitzen verringert. In einigen Ländern sind nichtfettende Repellents erhältlich, die auch auf die Kleidung (Hosenbeine, Kragen) aufgebracht werden können. Als wirksamste Substanz gilt gegenwärtig DEET (N,N-diethyl-meta-toluamide), welches z. B. in Autan® enthalten ist.

All diese Mittel sind für kleinere Kinder ungeeignet, da sie sehr unangenehm brennen, wenn sie in Kontakt mit den Schleimhäuten von Nase und Mund oder den Bindehäuten der Augen kommen.

Elektrische Geräte, welche die Insekten durch Erzeugung von *Ultraschall* fernhalten sollen, sind unwirksam.

Einige Reisende haben über gute Erfahrungen mit der Einnahme von *Vitamin B* berichtet: Der aus der Haut strömende Geruch hält Insekten fern. Aus grundsätzlichen Erwägungen heraus ist eine hoch dosierte Vitamineinnahme über längere Zeit hinweg abzulehnen. Es gibt übrigens auch Berichte über eine gute Wirksamkeit von Knoblauch (innerlich).

Jeder, der sich um den Sonnenuntergang herum oder nachts im Freien aufhalten will oder muß, sollte helle, den Körper weitgehend bedeckende **Bekleidung** tragen (lange Ärmel, lange Hose, die zusätzlich auch in die Socken gesteckt werden kann). Moskitos werden von dunkler Bekleidung angezogen.

Das Wohnhaus sowie das umliegende Gelände sollte gelegentlich mit dem Blick auf mögliche *Brutplätze von Moskitos* begangen werden. Moskitos legen ihre Eier auf Wasseroberflächen ab, wo sie sich innerhalb von 10 Tagen über ein Larvenstadium zu neuen Moskitos entwickeln. Jede kleinste Wasseransammlung kann als Brutplatz dienen: Blumenvasen, leere Konservendosen, abgehackter Bambus, alte Reifen, Blattachseln usw. Derartige „Container" sollen umgedreht oder durchlöchert werden, so daß sich kein Wasser in ihnen sammeln kann. Wenn das nicht möglich ist, können sie mit Sand oder Erde aufgefüllt werden. Wer eine Regenwasserzisterne am Haus hat, sollte diese entweder abdecken oder mit Fliegendraht schützen.

Die medikamentöse Malaria-Prophylaxe

Die erste Verteidigungslinie gegen eine Malariainfektion ist die Vermeidung von infektiösen Stichen durch Anopheles-Mücken. Man schätzt, daß sich mit Hilfe konsequenter Vermeidung eines Kontakts mit Mücken (vor allem durch Fliegendraht und Moskitonetze) das Risiko, an einer Malaria zu erkranken, auf etwa ein Zehntel verringern läßt. Dennoch kann man infektiösen Mückenstichen vielerorts nicht vollständig entgehen. Für diesen Fall ist es möglich, die weitere Entwicklung von Malariaerregern, die in den Körper gelangt sind, durch die vorsorgliche (prophylaktische) Einnahme von Malaria-Mitteln zu unterdrücken, so daß es nicht zu Krankheitserscheinungen kommt.

50

Gegen eine Langzeiteinnahme von Medikamenten zur Vorsorge bestehen verbreitete und begründete Vorbehalte. Im Falle der Malariaprophylaxe gilt dies wegen der möglichen Nebenwirkungen – das Risiko ist allerdings gegenüber einer Malaria begrenzt und gut „kalkulierbar" – wie auch wegen des Phänomens der Resistenzentwicklung der Erreger. Durch die massenhafte Anwendung eines Medikamentes zur Prophylaxe kommt es früher oder später zu einer Auslese von Erregerstämmen, die gegen dieses Mittel widerstandsfähig sind. Dieses verliert dann sowohl für die Prophylaxe wie für die Therapie an Wert.

Auch wegen der Resistenzentwicklung ist es also sinnvoll, alle nichtmedikamentösen Möglichkeiten der Vorsorge auszuschöpfen. In Gebieten, in denen die Malaria nicht sehr verbreitet ist, kann dies durchaus genügen. Anderswo mag es wiederum ausreichend sein, nur während bestimmter Jahreszeiten Medikamente einzunehmen, da die Zahl der Mücken und die Entwicklung der Erreger von klimatischen Verhältnissen (Wärme und Feuchtigkeit) abhängt. In Regionen mit geringerem Malariarisiko ist es verbreitete Praxis, auf die Dauereinnahme von Medikamenten ganz zu verzichten und nur Erkrankungen zu behandeln, dann aber ohne Verzug beim ersten Verdacht und in der vollen therapeutischen Dosierung. Dieses Verhalten empfiehlt sich nicht für den Anfang, sondern sollte ggf. erst nach längerer Eingewöhnung erprobt werden.

Die gleiche Strategie – nur Behandlung bei Erkrankung und Verdacht, keine Vorsorgemedikamente – wird von manchen Tropenmedizinern auch für Gegenden mit einem sehr hohen Übertragungsrisiko von „multiresistenter" Malaria vorgeschlagen. (Multiresistent heißt, daß die Malariaparasiten zu einem großen Prozentsatz gegen Chloroquin und andere Medikamente vermindert empfindlich oder unempfindlich geworden sind.) Auch dies ist nach unserer Überzeugung höchstens für Personen, die längere Zeit in der Region gelebt und ein gewisses Maß an Immunität erworben haben, eine Alternative.

Es ist im einzelnen unmöglich, für jede Region das angemessene Verhalten anzugeben. Man erfährt am besten vor Ort, wie groß die Gefährdung ist und welche Prophylaxe unter Ausländern geübt wird. Es gibt eine Reihe verschiedener Medikamente und recht unterschiedliche Einnahmeschemata sind im Gebrauch. Ganz individuelle Faktoren kommen hinzu. Die Anziehung von Mücken ist bekanntlich unterschiedlich, offenbar auch die Anfälligkeit für Malaria und ebenso die Verträglichkeit von Medikamenten. So erklärt es sich, daß am gleichen Ort der eine ganz ohne Medikamente auskommen kann, während der andere bei einem Auslaßversuch recht schnell eine Malaria bekommt. Man kann und sollte also mit der Zeit seine eigene Methode entwickeln, mit der Malariagefahr umzugehen. Für die Anfangszeit ist es jedoch auf jeden Fall besser, sich an die medikamentöse Prophylaxe zu halten. Die Wirkung der Prophylaxe ist – aufgrund der Resistenzentwicklung – nicht überall sicher. Es kann trotzdem zu Er-

ZONE	CHARAKTERISTIKA	MEDIKAMENTE ZUR VORBEUGUNG	NOTFALL-MEDIKATION
A	Gebiete ohne Chloroquinresistenz oder ohne *Plasmodium falciparum*	Chloroquin	keine
		keine	Chloroquin
B	Gebiete mit Chloroquinresistenz	Chloroquin + Proguanil	Mefloquin
		keine	
C	Gebiete mit hochgradiger Chloroquinresistenz oder Multiresistenzen	Mefloquin (Doxycyclin)	keine
		Chloroquin + Proguanil	Mefloquin
		keine	

krankungen kommen. Sie nehmen dann aber weniger leicht einen lebensgefähr-lichen Verlauf.

Es sei hier noch einmal betont, daß es in der Schwangerschaft, während der Stillzeit und im Säuglings- und Kleinkindesalter besonders wichtig ist, die Prophylaxe ernst zu nehmen.

Medikamente für die Malaria-Prophylaxe

Chloroquin

Basismedikament der Prophylaxe in Gebieten ohne Chloroquin-Resistenz ist nach wie vor **Chloroquin** (Handelsname **Resochin®**, **Chlorochin 250 Berlin-Chemie®**, **Nivaquine®** und andere). Zu bedenken sind beim Chloroquin zwei Aspekte: die Nebenwirkungen und die Resistenzentwicklung.

Nebenwirkungen:

Neben Übelkeit, Magendrücken und Hautjucken, die bei der Einnahme zu Beginn auftreten können, betrifft die wichtigste Nebenwirkung die Augen. Hier kann es schon nach kurzer Einnahme zu Flimmern vor den Augen und einer Störung des scharfen Farbsehens kommen. Diese Erscheinung geht von selbst vorüber, auch wenn die Medikamenteneinnahme fortgesetzt wird. Bei einer längerfristigen Einnahme kann es zu einer Hornhauttrübung durch Kristalleinlagerungen kommen. Auch diese bildet sich nach Absetzen des Medikamentes völlig zurück. Die schwerste Nebenwirkung ist eine nicht rückbildungsfähige Netzhautschädigung. Das Risiko für diese Schädigung beginnt nach Aufnahme einer Gesamtmenge von etwa 100 Gramm Chloroquin, welche bei der üblichen Einnahme von zwei Tabletten **Resochin**® pro Woche nach etwa sechs Jahren erreicht wird.

Resistenzentwicklung:

Leider sind verschiedene Stämme des P. falciparum zunehmend unempfindlich (resistent) gegen Chloroquin geworden. Daher ist die Wirksamkeit der Prophylaxe nicht mehr sicher, aber auch die therapeutische Wirkung kann vermindert sein. Die Resistenzentwicklung betrifft bisher nur das P. falciparum; die übrigen Erreger der Malaria sind praktisch unverändert empfindlich gegen Chloroquin.

Das Resistenzproblem ist allgemein am größten dort, wo auch die Malaria am häufigsten ist, d. h. in den feuchten Tiefländern der Region „C" der Malariaverbreitungskarte der WHO (s. Abbildung Seite 45). Grundsätzlich muß man jedoch überall, wo es Malaria gibt, mit der Möglichkeit einer Chloroquinresistenz rechnen, auch wenn es noch keine offiziellen Meldungen darüber gibt!

In den Regionen, in denen es zu einer Resistenzentwicklung gegen Chloroquin gekommen ist, wird Chloroquin mit *zusätzlichen Medikamenten zur Prophylaxe* kombiniert, am häufigsten mit Proguanil.

Proguanil (Handelsname *Paludrine*®, *Biguanil*®, *Diguanil*®)

Gegenwärtig (1997) wird in Gebieten mit Chloroquinresistenz zur Langzeitprophylaxe einer Malaria in erster Linie eine Kombination von Chloroquin mit Proguanil eingesetzt. Diese Kombination zeichnet sich durch relativ geringe Nebenwirkungen aus und kann auch während der Schwangerschaft eingenommen werden. In entsprechend angepaßter Dosierung kann man sie auch Säuglingen und kleinen Kindern verabreichen. Nach Einnahme von Proguanil treten gelegentlich Magenschmerzen oder vorübergehender Haarausfall auf. Es sollte zur Prophylaxe nur in Kombination mit Chloroquin angewandt werden, da es als

Einzelpräparat nicht wirksam ist. Zur Therapie einer Malaria ist Proguanil nicht geeignet.
Außer dieser von der WHO empfohlenen Doppelprophylaxe gibt es weitere Mittel, die in unseren Gastländern erhältlich sind, z. B. Chloroproguanil (Lapudrine®) und Pyrimethamin (Daraprim®). Der Einsatz dieser Präparate allein oder in Kombination mit Chloroquin ist jedoch abzulehnen.

Mefloquin

In Gebieten mit hohem Malariarisiko und hochgradiger Chloroquinresistenz oder verbreiteten (Multi-) Resistenzen bietet für eine Kurzzeitprophylaxe **Mefloquin (Lariam®)** derzeit den besten Schutz. Es kann auch zur notfallmäßigen Selbstbehandlung bei Malariaverdacht eingesetzt werden (s. dort). Wegen der nur begrenzten Erfahrung bei der Langzeiteinnahme wird Mefloquin vom DED nicht für die Malariaprophylaxe von Entwicklungshelfern empfohlen.

Dosierungshinweise für die Prophylaxe einer Malaria:

Freiname	Handelsnamen	Wirkstoffgehalt pro Tablette	Dosierung Erwachsene ($\leq$ 75 kg KG)
Chloroquin	Resochin®	150 mg Base	2 Tabl./Woche
	Nivaquine®	100 mg Base	3 Tabl./Woche
Proguanil	Paludrine®	100 mg	2 Tabl./Tag

Malariaprophylaxe – Dosierungen für Kinder

Kinder müssen wegen ihres hohen Risikos besonders gegen Malaria geschützt werden. Kinder sollen

• vor Stichen durch infektiöse Mücken durch Moskitonetze geschützt werden
• eine Prophylaxe mit Chloroquin/Proguanil erhalten, auch Säuglinge unabhängig davon, ob sie mit der Flasche ernährt oder gestillt werden

Chloroquin:

Die Standarddosierung beträgt 5mg Base/kg Körpergewicht. Achtung: Eine Tablette Resochin® 250 mg enthält 150 mg Chloroquin-Base, 1 Tablette Nivaquine 100® enthält 100 mg Base, 1 „Kindertablette" Resochin Junior® enthält 50 mg Base. Für Kinder betragen die Dosierungen dem Gewicht nach entsprechend:

Körpergewicht kg	Dosierung Resochin® Junior Tablette	
bis 5	1 x 1/2	pro Woche
6–10	1 x 1	pro Woche
11–15	1 x 1 1/2	pro Woche
16–20	1 x 2	pro Woche
21–25	1 x 2 1/2	proWoche
26–30	1 x 3	proWoche
31–35	1 x 3 1/2	pro Woche
36–40	1 x 4	pro Woche
41–50	1 x 5	pro Woche
über 50	wie Erwachsene	

Proguanil:

Die Standarddosierung beträgt etwa 3mg/kg Körpergewicht pro Tag. Dies bedeutet für Kinder von:

Körpergewicht kg	Dosierung mg=Tabl. zu 100 mg	
unter 10	$25=^1/_4$	pro Tag
10–17	$50=^1/_2$	pro Tag
18–25	$100=1$	pro Tag
26–45	$150=1\,^1/_2$	pro Tag
über 45	$200=2$	pro Tag

Der Beginn und die Beendigung der Prophylaxe

Die erste Dosis Chloroquin wird eine Woche vor Reiseantritt eingenommen, die zweite Dosis am Reisetag. Damit wird bis zur Ankunft im Gastland der erforderliche Wirkspiegel im Blut aufgebaut. Zur Erhaltung genügt dann die Einnahme im wöchentlichen Rhythmus. Mit Paludrine wird ebenfalls eine Woche vor Abreise begonnen. Nach der Rückkehr aus einem Malaria-Gebiet ist die Prophylaxe noch 4 Wochen lang fortzuführen; dadurch sollen noch im Blut befindliche Erreger abgetötet werden. Kommt es in Deutschland jedoch – auch trotz korrekter „Abschlußkur" – nach Wochen und Monaten noch zu malariaverdächtigen Symptomen (s. o.), so ist umgehend ein Arzt aufzusuchen. Da dieser wahrscheinlich mit Tropenkrankheiten nicht übermäßig vertraut ist, muß er auf die Möglichkeit einer Malaria-Infektion hingewiesen werden. **Das gefährlichste an der Malaria ist, nicht an sie zu denken.**

Die Behandlung der Malaria

Es wurde bereits dargelegt, daß die Behandlung einer Malaria möglichst ohne Zeitverlust einsetzen muß, d. h. häufig ohne gesicherte Diagnose bereits auf den Verdacht hin bei Fieber, das keine eindeutig andere Ursache hat und bei grippeähnlichen Erscheinungen. Eine kurze Verzögerung des Behandlungsbeginns kann die Krankheitsdauer um Tage verlängern. Darum müssen Chloroquin, oder Lariam® (je nach Gastland) immer zur Hand sein (und nach Entnahme aus der Notfallapotheke ersetzt werden). Es ist gerechtfertigt, eher einmal mehr zu behandeln, wenn man berücksichtigt, daß auch eine echte Grippe oder eine andere fieberhafte Erkrankung (z. B. Lungenentzündung, Darminfekt) oder körperliche Belastung eine Malaria „herausbringen" und gleichzeitig maskieren kann.

Ein gebräuchliches Mittel zur Behandlung einer ausgebrochenen Malaria ist immer noch das **Chloroquin**. Es ist geeignet für Gebiete ohne Chloroquinresistenz bei Malaria tropica bzw. für Gebiete, in denen ausschließlich Malaria tertiana vorkommt.

Mefloquin (Lariam®) ist für alle anderen Gebiete geeignet, wenn es nicht zuvor bereits als Chemoprophylaxe benutzt wurde; in diesem Fall ist gegenwärtig von einer weiteren Selbstmedikation abzuraten und umgehend ärztliche Hilfe zu suchen. Mefloquin hat in therapeutischer Dosis eine auffällig hohe Rate auch ernsterer Nebenwirkungen: langanhaltende Störungen des Nervensystems, z. B. Schwindel, Angstzustände und sogar Psychosen. Es ist jedoch in den meisten Fällen sehr wirksam. Mefloquin sollte nicht von Patienten mit bestimmten Herzrhythmusstörungen oder zusammen mit Betablockern, Kalziumantagonisten oder Antiarrhythmika verwendet werden. Als weitere Nebenwirkungen sind Übelkeit, Schwindel, Schlafstörungen und allergische Hautreaktionen beobachtet worden.

Schwangere im ersten Schwangerschaftsdrittel und Kleinkinder unter 5 kg Körpergewicht sollten Mefloquin nicht einnehmen. Während der Einnahme und bis drei Monate danach ist eine Schwangerschaft zu vermeiden.

Nach wie vor unentbehrlich für die Behandlung komplizierter Tropica-Erkrankungen ist **Chinin**, das wegen seiner Nebenwirkungen wenn möglich unter ärztlicher Aufsicht eingenommen werden sollte. In Ausnahmefällen ist es auch zur notfallmäßigen Selbstbehandlung zu gebrauchen. Es kommt häufig zu Ohrensausen, Hörminderung, Sehstörungen, Herzrhythmusstörungen, Übelkeit etc., Erscheinungen, die von sonst gesunden Personen aber meist gut verkraftet werden und nach Beendigung der Therapie abklingen. **Chinin** gibt es in unterschiedlichen Zubereitungsformen, die hier nicht alle genannt werden können. Die Dosierung der Tabletten beträgt für Erwachsene ca. 2 g täglich, die in 3 Einzelportionen über den Tag verteilt 10 Tage lang eingenommen werden. Die Behandlung sollte möglichst unter ärztlicher Aufsicht erfolgen, ebenso wie die Anwendung der injizierbaren Formen.

Es gibt kein Medikament, das mit Sicherheit und prompt eine Malaria tropica kurieren kann. Manchmal führt erst die Anwendung durch Injektionen oder Infusionen und eine Kombination verschiedener Mittel nach Tagen zum Erfolg. Wichtig ist in jedem Fall ein frühzeitiger Therapiebeginn.

Dosierungshinweise für die Behandlung einer Malaria

Mit **Chloroquin**, z. B. Resochin® Tabletten 250 mg ($\approx$ 150 mg Base):

	sofort	nach 6 Std	nach 24 Std.	nach 48 Std.
Erwachsene und Jugendl. ab 50 kg	4 Tbl.	2 Tbl.	2 Tbl.	2 Tbl.
Jugendl. ab 45 kg	3	$1\frac{1}{2}$	$1\frac{1}{2}$	$1\frac{1}{2}$
Kinder ab 35 kg	$2\frac{1}{2}$	$1\frac{1}{4}$	$1\frac{1}{4}$	$1\frac{1}{4}$
Kinder ab 30 kg	2	1	1	1
Kinder ab 25 kg	$1\frac{1}{2}$	$\frac{3}{4}$	$\frac{3}{4}$	$\frac{3}{4}$
Kinder ab 20 kg	1	$\frac{1}{2}$	$\frac{1}{2}$	$\frac{1}{2}$
kl.Kinder um 10 kg	$\frac{1}{2}$	$\frac{1}{4}$	$\frac{1}{4}$	$\frac{1}{4}$
Säuglinge				
ab $\frac{1}{2}$–1 Jahr	$2x\frac{1}{2}$	$\frac{1}{4}$	$\frac{1}{4}$	$\frac{1}{4}$
bis 6 Monate	$\frac{1}{4}$	$\frac{1}{4}$	$\frac{1}{4}$	$\frac{1}{4}$

Für Säuglinge steht auch ein Saft zur Verfügung, der nach den Angaben der Packungsbeilage zu dosieren ist.

Mefloquine (Lariam®): Liegen keine Gegenanzeigen vor, wird die Selbstbehandlung der Malaria mit Mefloquin nach folgendem Schema durchgeführt: 3 Tabletten initial, nach 6–8 Stunden weitere 2 Tabletten, bei einem Körpergewicht von mehr als 60 kg nochmals 1 Tablette nach weiteren 6–8 Stunden (Gesamtdosis 5 bzw. 6 Tabletten).

Weitere Malariamedikamente

Halofantrin (Halfan®) ist nur zur Therapie, nicht aber zur Prophylaxe der Malaria geeignet. Es kann zu lebensbedrohlichen Herzrhythmusstörungen führen. Daher sollte es in Kombination mit Arzneimitteln oder bei klinischen Zuständen, die zu einer Verlängerung der Erregungsleitung am Herzen führen können sowie bei Patienten mit Herzrhythmusstörungen nur unter ärztlicher Aufsicht eingenommen werden. Es darf nicht bei angeborener oder erworbener QT-Zeit-Verlängerung im EKG angewandt werden. Aus diesen Gründen ist **Halofantrin**

als Medikament für die notfallmäßige Selbstbehandlung trotz guter Wirksamkeit und subjektiv geringer Nebenwirkungen in aller Regel nicht mehr zu empfehlen. Wegen mangelnder Erfahrungen darf Halofantrin nicht in der Schwangerschaft und nicht von Kleinkindern unter 10 kg Körpergewicht eingenommen werden.

Doxycyclin allein ist zur Therapie nicht geeignet. Bedeutsam ist es als Prophylaxe in Gebieten mit Chloroquin- und Mefloquin-Resistenzen wie z. B. in den Grenzgebieten Thailands zu Kambodscha und in Myanmar (Burma). Die Einnahme sollte mit viel Flüssigkeit erfolgen, um Schleimhautschäden der Speiseröhre zu verhindern. Schwangere und Kinder unter 8 Jahren dürfen kein Doxycyclin erhalten.

Sulfadoxin-Pyrimethamin (Fansidar®) wird nicht mehr zur Prophylaxe angewandt. Vor allem in Afrika kommt es jedoch zur Therapie noch häufig zum Einsatz. In Deutschland ist es nicht mehr auf dem Markt.

Artemisinin-Derivate (z. B. Artesunat, Artemether) werden vor allem in Südostasien zunehmend in der Malariatherapie eingesetzt. Ihr Ursprung liegt in der chinesischen Heilpflanze Artemisia annua, die seit Jahrhunderten in der chinesischen Medizin unter dem Namen Qinghaosu verwandt wird.

Die Wirksubstanz der Pflanze (Artemisinin) kann inzwischen vollständig synthetisiert werden und wird u.a. unter dem Namen Cotecxin® vertrieben. Eine synthetische Weiterentwicklung der Grundsubstanz (Beta-artemeter) ist unter dem Handelsnamen Paluther® (Rhône-Poulenc) auf dem Markt.

Beide Substanzen haben eine starke Wirkung auf Malariaparasiten der häufig gegen andere Medikamente resistenten Art „Plasmodium falciparum" und entsprechen in ihrer Wirksamkeit in etwa dem Chinin. Bisherige Studien berichten über relativ geringe Nebenwirkungen und eine gute Toleranz.

Für die Chemoprophylaxe der Malaria ist Artemeter/Artemisinin jedoch ungeeignet.

Die Deutsche Tropenmedizinische Gesellschaft empfiehlt Artemeter/Artemisinin ebenfalls nicht zur Eigenbehandlung, da noch zu wenig Erfahrungen vorliegen. Ähnlich wie Halofantrin (Halfan®), welches ebenfalls nicht zur Eigenbehandlung empfohlen werden kann, ist Artemeter/Arteminisin in den Händen erfahrener Ärzte jedoch eine wichtige Bereicherung der Behandlungsmöglichkeiten. In Kombination mit Fansidar® dürfen Artemisinin-Präparate nicht angewenden werden, da sich ihre Wirkungsmechanismen gegenseitig stören.

Über die Wirksamkeit einer weiteren Substanz (Pyronaridine), die ebenfalls in China entwickelt wurde, liegen erste Ergebnisse vor. Ihre Verwendung ist zum jetzigen Zeitpunkt jedoch nur im Rahmen klinischer Studien gerechtfertigt.

Vor einer homöopathischen Malariaprophylaxe muß gewarnt werden. Die

Deutsche Homöopathische Union rät von einer allein mittels Homöopathie durchgeführten Malariaprophylaxe wegen ihrer Unzuverlässigkeit ab.

Was tun zum Schutz vor Malaria?

- Malaria ernst nehmen
- Bei verläßlichen Leuten vor Ort Informationen über die aktuelle Malaria-Situation im Gastland einholen
- Häufigkeit von Mückenstichen durch Verminderung des Kontakts mit Moskitos reduzieren
- Moskitos kurzhalten (Brutplätze, Insektizide)
- Moskitos fernhalten (Fliegendraht, Moskitonetz, Repellents etc.)
- Medikamentöse Prophylaxe je nach Situation. Sie ist besonders wichtig für Kinder und Schwangere
- Jede Malaria-Erkrankung (evtl. schon bei Verdacht) prompt behandeln
- Im Urlaub Malariaprophylaxe weiternehmen
  Abschlußbehandlung nach der Rückkehr

Virushepatitis (Leberentzündung durch Viren)

Als Erreger wurden verschiedene Viren identifiziert. Neben den zunächst entdeckten Erregern

| der Hepatitis A | (früher auch ansteckende oder epidemische Gelbsucht genannt) und |
| der Hepatitis B | (früher Serumhepatitis genannt) |

können heute mindestens drei weitere Hepatitisviren unterschieden werden, welche man fortlaufend mit C, D und E bezeichnet.

Sie werden hier nur der Vollständigkeit halber erwähnt, zumal für die Hepatitis C und E keine Immunisierung möglich ist. Da das gefährliche Virus der Hepatitis D nur mit Hilfe des Hepatitis-B-Virus infektiös ist, wird dieser Hepatitisform durch Impfung gegen die Hepatitis B vorgebeugt.

Die Infektion mit einem Hepatitis-Virus bleibt häufig unbemerkt, nachweisbar nur durch die Bildung von Antikörpern im Serum. Kommt es zu einer Leberentzündung, kann diese flüchtig mit etwas Fieber und Unwohlsein ablaufen oder auch als schwere Krankheit mit Übelkeit, Erbrechen, starkem Gewichts- und Kräfteverlust und langwieriger Erholungsphase. Bei der Hepatitis B ist auch ein hochakuter Verlauf mit tödlichem Ausgang innerhalb weniger Tage möglich.

Auch ein chronischer nichtausheilender Verlauf kann sich nach Infektion mit dem Hepatitis-B-Virus entwickeln, er findet sich jedoch besonders häufig nach Infektion mit Hepatitis C und D. Das Hepatitis-A-Virus verursacht keine chronische Erkrankung.

Frühzeichen einer Hepatitis-Erkrankung sind:
* Verminderte Leistungsfähigkeit, allgemeine Abgeschlagenheit,
* Appetitlosigkeit, auch Übelkeit bis hin zum Erbrechen,
* erhöhte Temperatur, Glieder- und Kopfschmerzen.

Später auftretende Zeichen sind:
* Braunfärbung des Urins („bierbraun")
* Entfärbung des Stuhls („tonfarben")
* Gelbfärbung der Haut („Gelbsucht"), die zuerst an den Bindehäuten der Augen erkennbar wird.

Achtung: Bei vielen Menschen, die in den Tropen leben, erscheinen die Bindehäute der Augen gelblich. Diese Erscheinung beruht auf der Intensität der Sonnenstrahlung und betrifft nur die Anteile der Bindehäute, die innerhalb der Lidspalte liegen, die also immer der Sonne ausgesetzt sind.

Hepatitis A

Verbreitung weltweit, besonders häufig in Entwicklungsländern. Inkubationszeit (Zeit zwischen Ansteckung und Ausbruch der Erkrankung): im Mittel 28 Tage, kann zwischen ein und sechs Wochen variieren. Übertragung von Mensch zu Mensch, und durch Wasser oder Nahrungsmittel (Rohkost).

Ein Problem ist, daß von einem Infizierten mit dem Stuhl bereits Viren ausgeschieden werden, ehe er sich krank fühlt. Wenn die Gelbfärbung der Bindehäute der Augen sichtbar wird, hat ein Erkrankter bereits 90–95 % der Viren ausgeschieden, die er während des Verlaufs der Erkrankung insgesamt ausscheidet. Zum Zeitpunkt der Diagnose geht vom Infizierten kaum eine Infektionsgefahr mehr aus. Daher ist es vertretbar, einen Erkrankten in der gewohnten Umgebung zu lassen, wenn die Diagnose einer Hepatitis A feststeht.

Da es keine Behandlungsmöglichkeit einer Hepatitis gibt, kommt der Pflege besonderes Gewicht zu. Die Politik einer strengen Isolierung entbehrt einer rationalen Grundlage. Allerdings sollten Personen, die die Pflege eines Erkrankten übernehmen,

* sich regelmäßig sorgfältig die Hände waschen, wenn sie bei dem Erkrankten waren
* den Stuhlgang des Erkrankten hygienisch beseitigen

- mit Gammaglobulin geschützt sein. Noch bis zu zehn Tage nach erfolgter Infektion bzw. Kontakt ist die Injektion sinnvoll.

Während der ersten zwei Wochen der Krankheit fühlen sich viele Patienten ausgesprochen schlecht. Es kann jedoch auch monatelang ein Gefühl von Schlappheit bestehen. Bettruhe ist in der ersten Zeit angezeigt, eine leichte körperliche Belastung sollte nur vorsichtig unter Kontrolle der Laborwerte wieder aufgenommen werden. Oft wird die Belastung zu früh gesteigert (z. B. Reisen in der Rekonvaleszenzphase), so daß es zu Rückfällen kommt. Von einer Gesundung kann erst gesprochen werden, wenn die „Leberwerte" sich wieder normalisiert haben, was Monate dauern kann.

Es gibt keine besondere Diät. Mit Ausnahme von Alkohol darf ein Erkrankter zu sich nehmen, was er mag und verträgt. Die „Pille" muß abgesetzt werden, Medikamente sind nur nach sorgfältiger Abwägung durch den Arzt erlaubt, – doch soll die Malariaprophylaxe mit Chloroquin fortgesetzt werden. Da in der ersten Zeit der Erkrankung häufig nachmittags Übelkeit auftritt, sollte möglichst viel morgens gegessen werden.

Hepatitis B

Verbreitung weltweit, besonders häufig in den Ländern der Armut. Inkubationszeit ein bis sechs Monate. Übertragung: Die Bezeichnung der Hepatitis B als „Serumhepatitis" stammt aus Zeiten, als die Übertragung durch Spritzen, Tätowierbesteck, Rasiermesser, Schnapper zum Herstellen von Ohrlöchern und besonders Bluttransfusionen als einziger Übertragungsweg angesehen wurde. **Heute ist bekannt, daß Hepatitis B auch häufig durch Geschlechtsverkehr übertragen wird** (weitere Hinweise hierzu im Kapitel „Sexuell übertragbare Krankheiten). Das nachgewiesene Vorkommen des Hepatitis-B-Virus in Schweiß und Tränenflüssigkeit usw. scheint keine Bedeutung für die Übertragung zu haben. Infektionen ungeborener Kinder während der Schwangerschaft, beziehungsweise unmittelbar nach der Geburt, sind gesichert.

Im Gegensatz zur Hepatitis A, bei der das Vorhandensein von ansteckungsfähigen Viren im Körper des Erkrankten nur kurze Zeit anhält, bleiben nach einer Infektion mit dem Hepatitis-B-Virus 5–10% der Erkrankten lebenslang Träger des Virus. Es wird geschätzt, daß es weltweit 200 Millionen Hepatitis-B-Virusträger gibt. In einigen Regionen Afrikas und Asiens, aber auch z. B. in Grönland, sind bis zu 20% scheinbar Gesunder Träger des Hepatitis-B-Virus.

Die Diagnose aller Hepatitisformen erfolgt durch Blutuntersuchungen. Da eine Hepatitis so mild verlaufen kann, daß ein Erkrankter sie gar nicht als solche wahrnimmt, gibt es nicht wenige Personen, die bereits, ohne es zu wissen, Viruskontakt hatten und immun sind, (vor allem, wenn sie sich schon einmal länger in Entwicklungsländern aufgehalten haben). Darum wird bei der Tropentauglichkeitsuntersuchung das Blut aller Entwicklungshelfer und ihrer Angehörigen daraufhin untersucht, ob sie bereits Antikörper besitzen. Wenn dies der Fall ist, besteht nahezu ausnahmslos lebenslange Immunität gegen eine erneute Infektion mit dem betreffenden Virus. Die Impfungen (siehe oben) gegen Hepatitis A und B bieten nicht ganz 100 %igen Schutz.

Wenn jemand im Gastland an Hepatitis erkrankt und eine Differenzierung der Erreger nicht möglich ist, kann diese durch Einsendung von 10 ml bruchsicher verpackten Serums an eine Untersuchungsstelle in Deutschland erfolgen.

Erotik, Sexualität, Risiken

Oft sind die andersartigen menschlichen Umgangsformen im Gastland neu, faszinierend, reizvoll, vielleicht aber auch angstmachend. Das betrifft auch Bereiche wie Liebe, Erotik, Körperlichkeit und Sexualität, die für die meisten Menschen zu einem erfüllten Leben dazugehören.

„Die meisten Frauen empfinden ein positives Körpergefühl; sie fühlen sich freier: weniger Klamotten bewirken ein angenehmes Körpergefühl, sie finden sich schöner, werden schöner gefunden, Sexualität ist im Alltag mehr präsent, der Körper wird mehr gepflegt („weil alle freundschaftlichen Kontakte nicht nur eine Kopf- sondern auch eine Körperkomponente haben") ... Eine Minderheit hat eine eher negative Wahrnehmung: weniger Spontanität, hervorgerufen durch AIDS-Gefahr, Status als verheiratete Frau und den in Brasilien betriebenen Schönheitskult („ich fühle mich als Neutrum, weil ich als verheiratete Frau von Männern nicht mehr wahrgenommen werde"). Die Mehrheit der Männer nehmen Körper und Sexualität nicht anders wahr als in Deutschland. Für eine Minderheit wirken sich warmes Klima und fehlender Körperzwang positiv auf das eigene Körpergefühl aus („den Körper nehme ich häufiger wahr, die Sexualität ist offener"; „man nimmt viel mehr sexuelle Reize wahr") ... Für Frauen ist es deutlich problematischer, ihre sexuellen Bedürfnisse zu befriedigen als für Männer."

(Zitat aus einer Entwicklungshelfer-Umfrage in Brasilien, November 1993)

Am Anfang kann man /frau sich in einer neuen Kultur einsam und fremd fühlen. Später lernt man/frau zunehmend Menschen kennen, die einem persönlich nahekommen und wichtig sind. Viele werden einen Partner oder eine Partnerin finden.

Wichtig zu wissen ist, daß sexuelle Kontakte in fast allen unseren Gastländern ein deutlich höheres Infektionsrisiko mit sich bringen als in Westeuropa. Das Risiko ist umso höher, je leichter solche Kontakte zu haben sind. Das gilt so für die „klassischen" sexuell übertragbaren Infektionen, voran Gonorrhoe (Tripper) aber insbesondere auch für AIDS. So ist in manchen Regionen Afrikas bei der Infektion mit dem Erreger von AIDS (human immuno-deficiency virus – HIV) mit einer Durchseuchungsrate von ca. 30 Prozent in der Durchschnittsbevölkerung und von bis zu 80 Prozent bei Prostituierten zu rechnen.

Alle sexuell übertragbaren Krankheiten fördern die Infektion mit anderen Erregern im Genitalbereich. Das gilt auch für das AIDS - Virus (HIV). Die Wahrscheinlichkeit einer Übertragung bei einem ungeschützten heterosexuellen Kontakt liegt zwischen 1:100 und 1:2000. Geschwüre in der Genitalregion, verursacht z. B. durch Herpes oder Syphilis, erhöhen die Übertragungswahrscheinlichkeit von HIV um ein vielfaches!

Die Infektionsgefahr ist am höchsten bei „Gelegenheitssex", wie er häufig unter dem Einfluß von Alkohol und anderen Rauschmitteln zustande kommt, und bei Sex für Geld. Geringer ist sie in festen Partnerschaften, ausgeschlossen in einer stabilen (monogamen) Beziehung. Ob aus einer Infektion auch eine Krankheit entsteht, ist, wie bei anderen Infektionskrankheiten, abhängig von der Zahl der übertragenen Keime und von der Widerstandskraft des Körpers. Diese kann durch unzureichende Ernährung, Überanstrengung, Schlafmangel, Suchtmittelgebrauch etc. unterminiert werden.

Alle sexuell übertragbaren Erkrankungen fördern die Übertragung von anderen Krankheitserregern in Genitalbereich. Das gilt auch für die Übertragung von HIV (AIDS).

Besonderheiten von sexuell übertragbaren Infektionen bei Frauen

Frauen sind durch sexuell übertragbare Infektionen deutlich stärker gefährdet als Männer.

Infektionserreger gelangen bei ungeschütztem Vaginalverkehr direkt in den Körper und können über Muttermund und Gebärmutter leichter in Gewebe und Blutbahn eindringen.

Die Krankheitszeichen sind anfangs geringer ausgeprägt, – so sind Entzündungen des Muttermundes meist schmerzlos. Das erschwert die frühzeitige Diagnose und ermöglicht die schleichende Entwicklung ernsterer Komplikationen: z. B. Eileiter- und Unterleibsentzündungen und anschließende Vernarbungen, die zu Unfruchtbarkeit oder Eileiterschwangerschaft führen können.

Viele Frauen leiden unter Störungen des „Scheidenmilieus". Diese können

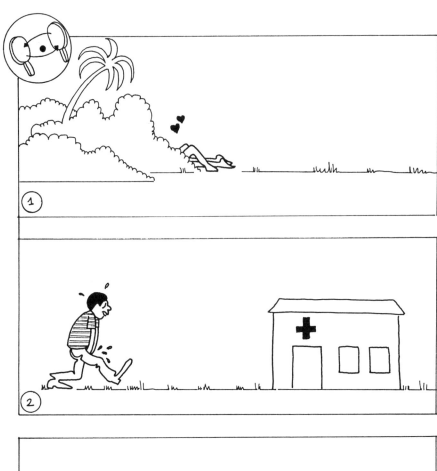

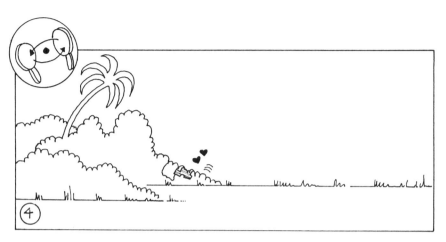

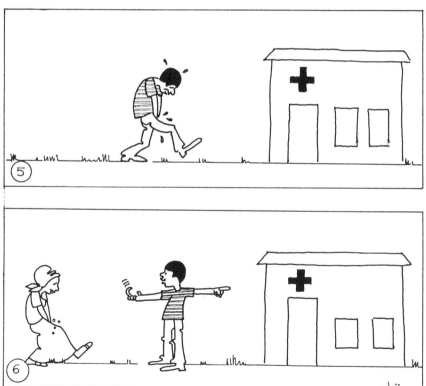

doï

durch Allergien (Intimkosmetika, Spermizide), einseitige Ernährung (Zucker), luftabschließende Unterwäsche aus synthetischem Gewebe, Rauchen, Antibiotikaeinnahmen, durch zu hohen Hormonspiegel (Pille) oder zu niedrigen Hormonspiegel (Wechseljahre) verursacht werden. Sie sind eine ernste Beeinträchtigung der Gesundheit, die die lokale Infektionsabwehr schwächt und somit die Empfänglichkeit für Infektionen erhöht. Bemerkbar machen sich Scheidenmilieustörungen durch einen störenden, unangenehm riechenden Ausfluß. Lokal verabreichte Milchsäurebakterien (Vagiflor® oder Joghurt) sind aber oft ohne spezifische Therapie (z. B. Clont®, Flagyl®) und Beseitigung der zugrunde liegenden Ursache nicht ausreichend.

Vor allem im feuchtwarmen tropischen Klima treten leicht Hefepilzinfektionen der Scheide auf, die oft nicht durch sexuelle Kontakte erworben wurden, aber sexuell übertragbar sind. Sie werden durch zahlreiche verschiedene Faktoren, wie bei der Scheidenmilieustörung beschrieben, begünstigt, sowie durch eine starke Hefepilzbesiedlung des Darmes, oder durch chronische Erkrankungen. Neben der Behandlung der Pilzinfektion ist die Suche und die Beseitigung der Ursache erforderlich.

Über weibliche Sextouristinnen gibt es nur wenige Studien. Danach scheinen sie weniger den Sex mit einmaligen wechselnden Partnern („one-night-stand") zu suchen, sondern mit einem „festen" Partner, dann aber noch nachlässiger mit dem Infektionsschutz umzugehen als männliche Sextouristen.

Besonderheiten von sexuell übertragbaren Infektionen bei Männern

Die ersten Symptome sind bei Männern meist sehr deutlich, z. B. eitrige Absonderungen, Schmerzen (Ausnahme ungeschützter Anal-Sex!), so daß diese auch eher ärztliche Hilfe suchen. Männer sind jedoch wie bei der Empfängnisverhütung („das ist Sache der Frau") auch beim Schutz vor sexuell übertragbaren Infektionen häufig weniger verantwortungsbewußt als Frauen: Abneigung gegen Kondombenutzung, Sex in Verbindung mit Alkohol, Sex für Geld.

Zwar haben Männer ein relativ geringeres Infektionsrisiko bei *einem* (heterosexuellen) Kontakt. Gelegenheitssex und Sex für Geld spielt bei ihnen jedoch eine größere Rolle als bei Frauen. Die Infektionsrisiken sind dabei, wie gesagt, verhältnismäßig groß: weil „Sex ohne" schöner sei, oder weil Alkohol die Technik der Kondombenutzung erschwert. Das gefährdet nicht nur sie selbst, sondern auch ihre (festen) Partnerinnen und Partner.

Sexuell übertragbare Krankheiten

Die früher gebräuchliche Bezeichnung „Geschlechtskrankheiten" war mit dem Beiklang der Unmoral verbunden. Sie ist durch die Abkürzung „STDs" (=Sexually Transmitted Diseases) ersetzt worden. Es handelt sich also um Krankheiten, die durch Intimkontakte übertragen werden. Hierbei gibt es nur wenige Ausnahmen von diesem Übertragungsweg, beispielsweise durch unsachgemäß hergestellte Blutkonserven oder beim Hantieren mit infizierten Abstrichen. Die berühmte „Klobrille" spielt keine Rolle.

STDs sind weltweit die am häufigsten vorkommenden ansteckenden Krankheiten. Ihre Verbreitung hat zugenommen trotz der Fortschritte in ihrer Erkennung und trotz deutlich verbesserter Behandlungsmöglichkeiten.

Zu dieser Gruppe von Infektionen zählt man neben den „klassischen Geschlechtskrankheiten" wie Syphilis, Gonorrhoe und Lymphogranuloma venereum auch andere, häufig durch Intimkontakte übertragbare Krankheiten wie „AIDS", Hepatitis B, Herpes genitalis, Candida (eine Hefe), Chlamydien, Trichomonas vaginalis, aber auch Filzläuse und Krätze.

Die Übertragung von STDs kann durch die Benutzung von Kondomen deutlich reduziert werden.

Syphilis (Lues)

Syphilis ist eine in den Tropen verbreitete gefährliche Krankheit, die durch Geschlechtsverkehr übertragen wird. Es handelt sich um eine chronische „Allgemeininfektion", also eine Krankheit, die den gesamten Organismus befällt. Sie wird durch ein Bakterium ausgelöst, das außerhalb des menschlichen Körpers lebensunfähig ist.

Die Zeit von der Ansteckung bis zum Auftreten der ersten Symptome (*Inkubationszeit*) beträgt durchschnittlich 3 Wochen (10 bis 90 Tage). Nach dieser Zeit tritt am Ort des Eintritts der Bakterien in die Haut ein kleines Geschwür auf, das heißt, ein flacher Hautdefekt mit wundem Grund, oder ein Bläschen oder ein großer Pickel. Diese Veränderung findet sich am häufigsten an Eichel oder Schamlippen, sie kann aber auch an Mund, After und Fingern beobachtet werden. Es besteht kein Schmerz, allerdings sind die zugehörigen Lymphknoten schmerzhaft geschwollen. Diese liegen in den Leistenbeugen, wenn der *Primäraffekt*, was meistens der Fall ist, an den Geschlechtsorganen auftritt. Der Primäraffekt ist voller Erreger, die weiterverbreitet werden können. Dies kann besonders dann passieren, wenn sich der Primäraffekt in der Scheide befindet. Da üblicherweise kein Schmerz besteht, ist es möglich, daß die betroffene Frau überhaupt nicht weiß, daß sie eine Syphilis hat und andere Menschen damit ansteckt.

Der Primäraffekt bildet sich nach einigen Tagen auch ohne Behandlung zurück. Das Problem ist, daß dies nicht „Heilung" bedeutet, sondern daß sich die Krankheitserreger vielmehr im ganzen Körper verbreiten, wo sie alle möglichen Organe befallen können. In diesem Stadium kann Syphilis die Symptome einer Unzahl von Krankheiten imitieren. Daher gehören Suchtests auf Syphilis zur Routinediagnostik im Krankenhaus. Die *Diagnose* einer Syphilis wird durch Untersuchungen von Serum sichergestellt. Die Tests sind aussagekräftig und verläßlich.

Eine *Behandlung* sollte nur vom Arzt durchgeführt werden. Sie besteht aus einer Anzahl von Injektionen von Penicillin. Die Erreger der Syphilis sprechen noch immer gut auf Penicillin an. Nur wenn eine Penicillinallergie bekannt ist, müssen andere Antibiotika benutzt werden.

Gonorrhoe (Tripper)

Auch die Gonorrhoe wird durch ein Bakterium hervorgerufen, das beim Geschlechtsverkehr auf den Partner übertragen wird. Zunächst werden die oberflächlichen Zellschichten von Harnröhre, Gebärmutterhals oder Analkanal befallen, aber auch die Bindehäute der Augen bei Neugeborenen.

Die *Inkubationszeit* (Zeit von der Ansteckung bis zum Auftreten der ersten Symptome) beträgt meist zwischen 2 und 6 Tagen, kann aber auch länger sein. Viele, aber keineswegs alle Männer bemerken folgende Symptome:

* Brennen beim Wasserlassen, auch erschwertes Wasserlassen,
* eitriger (gelblich-rahmiger) Ausfluß aus der Harnröhre, der besonders morgens auffällt
* (selten) leichtes Fieber
* Frauen bemerken sehr oft anfangs überhaupt keine Symptome. Es kann ein leichtes Brennen beim Wasserlassen oder auch
* geringer Ausfluß aus der Scheide auftreten. Später kann es auch zu Regelstörungen kommen

Es soll hier nicht auf die möglichen schweren Verläufe mit Verbreitung der Erreger durch das Blut in alle Körperregionen und die daraus entstehenden Erkrankungen eingegangen, sondern nur auf einige Folgen einer unbehandelten Gonorrhoe hingewiesen werden:

* Gonorrhoe beim Mann kann eine akute Entzündung der Nebenhoden mit nachfolgender Unfruchtbarkeit verursachen.
* Die Gonorrhoe bei der Frau kann zu einer entzündlichen Reaktion im Bekken führen. Diese ist die häufigste Ursache der weiblichen Sterilität in den Entwicklungsländern.

- Bei beiden Geschlechtern kann die Infektion zu einer bleibenden Verengung der Harnröhre führen; eine Entzündung einzelner Gelenke (Arthritis) durch Gonorrhoe ist nicht selten.

Die *Diagnose* wird durch Abstriche und Kultur (Züchtung der Keime auf besonderem Nährboden) gesichert.

Die *Behandlung* muß durch einen Arzt erfolgen. In der Regel werden Penicillininjektionen eingesetzt nach Einnahme eines Medikaments (Probenecid), das die Ausscheidung des Penicillins vermindert. Eine Behandlung mit anderen Antibiotika kommt in Betracht wenn

- eine Penicillinallergie bekannt ist,
- Komplikationen wie beispielsweise eine Nebenhodenentzündung bestehen,
- resistente Erreger vorliegen. Im Gegensatz zu Syphilis sind verschiedene Stämme der Erreger der Gonorrhoe gegen Penicillin unempfindlich geworden.

Nicht selten werden gleichzeitig mit der Gonorrhoe andere Keime übertragen, die eine Harnröhrenentzündung (Urethritis) hervorrufen: die Nicht-Gonorrhoische-Urethritis (NGU). Hierbei handelt es sich häufig um eine Infektion mit Chlamydien. Da die Erreger der NGU häufig unempfindlich gegen Penicillin sind, können Symptome wie Brennen beim Wasserlassen oder möglicherweise sogar Ausfluß aus der Harnröhre auch nach einer erfolgreichen Behandlung der Gonorrhoe weiterbestehen. In diesem Fall muß erneut der Arzt aufgesucht werden. Auch die NGU kann durch Antibiotika geheilt werden. Wichtig ist, daß bei jedem Verdacht auf eine sexuell übertragbare Krankheit ein Syphilis-Test (TPHA-Test) durchgeführt wird.

Lymphogranuloma venereum

Aus ungeklärten Gründen nimmt die Häufigkeit dieser STD weltweit ab. In vielen Entwicklungsländern ist sie aber noch sehr verbreitet. Der Erreger ist der gleiche, der auch die „Ägyptische Körnerkrankheit" der Augen (Trachom) auslöst. Die *Inkubationszeit* beträgt 3 Tage bis 3 Wochen.

Die ersten Zeichen sind so diskret, daß sie nur in den wenigsten Fällen überhaupt bemerkt werden. Später tritt eine Schwellung von Gruppen von Lymphknoten auf, in denen sich Eiter bildet, der sich durch zahlreiche Fisteln durch die Haut nach außen entleert.

Die verläßlichste Methode der Diagnosesicherung ist der direkte mikroskopische Erregernachweis.

Eine *Behandlung* muß durch einen Arzt erfolgen. Größere Lymphknoten oder Abszesse sollen abgesaugt werden. Daneben werden Antibiotika wie Tetracyclin zur Behandlung verwendet.

Mit Ausnahme der Hepatitis B gibt es keine wirksamen Schutzimpfungen gegen STDs. Das wichtigste Instrument zur Kontrolle dieser Krankheiten ist noch immer die prompte Behandlung aller Erkrankten und Infizierten. Da die Erreger nur in Menschen leben können, würden die Infektionen erlöschen, wenn alle Infizierten behandelt werden könnten. Behandlungen sollen von einem Arzt oder einem kompetenten Paramediziner durchgeführt werden. In vielen Entwicklungsländern bestehen nur beschränkte Möglichkeiten zu Laboruntersuchungen. Im Zweifelsfall ist es richtiger, aufgrund eines durch Befragung und Untersuchung gewonnenen Verdachts auf das Bestehen einer Geschlechtskrankheit eine Behandlung durchzuführen, als sie zu unterlassen.

Behandlungen müssen unbedingt vollständig durchgeführt werden. Es ist bei den Geschlechtskrankheiten besonders gefährlich, eine Behandlung nach dem Verschwinden der Symptome abzubrechen.

Besondere Ansteckungsgefahr besteht beim Verkehr mit Prostituierten oder Strichjungen, aber auch beim Geschlechtsverkehr mit Zufallsbekanntschaften oder häufigem Wechsel des Partners. Orale und anale Sexpraktiken enthalten ein erhebliches Risiko. Die Benutzung von Kondomen bietet einen relativen Schutz vor Infektionen.

Was tun?

- Kondome benutzen.
- Bei Verdacht auf eine STD muß man mit allen Partnern, mit denen man während der Inkubationszeit Geschlechtsverkehr hatte (die Inkubationszeit von Syphilis beträgt bis zu 90 Tage) Kontakt aufnehmen.
- Es ist unbedingt erforderlich, daß alle Geschlechtspartner, die möglicherweise infiziert wurden, auch wenn sie keine Symptome haben, behandelt werden. Bei jedem Krankheitsverdacht einen qualifizierten Arzt aufsuchen!
- Eine Behandlung, die aus einer Serie von Injektionen bestehen kann, muß unbedingt vollständig durchgeführt werden, auch wenn die Krankheitszeichen bereits frühzeitig verschwunden sind.
- Das Risiko, sich mit einer STD zu infizieren, wird gemindert durch den Verzicht auf Verkehr mit Zufallsbekanntschaften, Prostituierten und Strichjungen.
- Kondome bei allen Risikosituationen benutzen! (Im Zweifel immer!) Prostitution (insbesondere im Zusammenhang mit Alkoholgenuß) meiden!
- Auf ausreichenden Hepatitis B-Impfschutz achten (ggf. Auffrischimpfung)!
- Bei jeder genitalen Infektion Blutserum auf Syphilis kontrollieren lassen.

HIV und AIDS

Über keine andere Gruppe von Krankheiten ist in den letzten Jahren derart viel geschrieben und gesprochen worden wie über die erworbene Immunschwäche AIDS (acquired immuno-deficiency syndrome). Die unter diesen Sammelbegriff fallenden Krankheiten werden durch eine Ansteckung mit den erst seit wenigen Jahren bekannten Viren der menschlichen Immunschwäche hervorgerufen (HIV 1 und HIV 2).

Diese Viren können unter bestimmten Umständen in diejenigen Zellen des menschlichen Körpers eindringen, welche eine zentrale Stellung in der Abwehr von Krankheitserregern einnehmen und diese Zellen oder zumindestens ihre Funktion zerstören. Da die hierdurch entstehende Schwächung des Abwehr- oder Immunsystems nicht angeboren ist, spricht man von erworbener Immunschwäche. Diese Immunschwäche führt dazu, daß Infektionen, aber auch Tumore, die normalerweise durch die Immunabwehr im Zaum gehalten werden, sich im Körper ausbreiten können.

Die Ansteckung

Eine Übertragung des HIV kann durch verunreinigte Injektionsnadeln, Transfusionen von Blut oder Blutbestandteilen, durch Geschlechtsverkehr oder von einer Mutter auf ihr ungeborenes Kind erfolgen. Eine Übertragung beim Stillen ist möglich.

Die Viren müssen in die Blutbahn gelangen, um ansteckungsfähig zu sein. Es steht fest, daß sie nicht durch Händeschütteln, Berührungen, Einatmen und die Benutzung öffentlicher Toiletten oder sonstige alltägliche Kontakte übertragen werden können. Eine Ansteckung durch Insekten, die theoretisch vorstellbar ist, etwa durch Mückenstiche, ist ebenfalls ausgeschlossen.

Die Immunschwäche-Viren werden meistens durch Geschlechtsverkehr übertragen, besonders wenn bereits Schleimhautverletzungen im Genitalbereich bestehen (z. B. bei Syphilis) oder beim Verkehr entstehen können (wie vor allem beim Analverkehr). HIV-Infektionen wurden in den USA anfangs in erster Linie bei Homosexuellen und Drogenabhängigen beobachtet. Nachdem die Durchseuchung in der Gruppe der Homosexuellen einen gewissen Sättigungsgrad erreicht hat, hat die hetero-sexuelle Übertragung des HIV in den letzten Jahren in den USA und Europa relativ zugenommen. In Afrika und in der Karibik erfolgte die Ansteckung von Anfang an überwiegend heterosexuell.

HIV wird übertragen
* durch sexuelle Kontakte mit infizierten Personen,

- durch Blut und Blutprodukte wie Plasma (auch durch Injektionsnadeln und Instrumente),
- von infizierten Müttern auf ihre ungeborenen Kinder,
- durch Muttermilch beim Stillen

Definition

Mit wachsenden Kenntnissen hat die Definition zahlreiche Veränderungen erfahren. AIDS oder Nicht-AIDS ist nicht die Frage. Heute spricht man von einer Infektion mit dem Immunschwächevirus, welche als ein Spektrum mit fließenden Übergängen angesehen und wie folgt eingeteilt wird:

I Akute Infektion mit HIV
II HIV-Infektion ohne Krankheitszeichen
III Anhaltende allgemeine Störung des Lymphsystems
IV HIV-Infektion, bei welcher Krankheitszeichen bestehen (hier findet sich unter anderem AIDS)

Die Krankheiten

Eine akute Erkrankung wird von den wenigsten Angesteckten durchgemacht oder sie wird nicht diagnostiziert. Da sie nur allgemeine Symptome wie Fieber, Muskelschmerzen, Durchfall usw. hervorruft und die üblichen HIV-Tests erst Wochen bis Monate später reaktiv werden, ist die Diagnose zu diesem Zeitpunkt praktisch unmöglich. Die Zeitspanne zwischen der Infektion mit HIV und dem Auftreten von Krankheitszeichen beträgt üblicherweise mehrere Jahre.

In dieser Zeit können die Menschen den Erreger unwissentlich weiter verbreiten: Sie fühlen sich überhaupt nicht krank, sind aber bereits ansteckend.

Drei von vier Infizierten entwickeln innerhalb von sieben Jahren nach der Ansteckung mit HIV nachweisbare Krankheitszeichen. Dies können ganz allgemeine Symptome sein wie beim „frühen ARC" (AIDS-related Complex) in Form von Abgeschlagenheit, Fieber, Herpes simplex, Gewichtsverlust, Leukoplakie des Mundes, anhaltendem Hautausschlag oder einer Candidainfektion des Mundes.

Wenn bei einer HIV-Infektion Fieber oder Durchfall länger als einen Monat bestehen bleiben oder ein unbeabsichtigter Gewichtsverlust 10 Prozent des Ausgangsgewichts überschreitet, wird bereits angenommen, daß sich AIDS entwickelt hat. Beim AIDS werden am häufigsten Lunge, Magen-Darm-Trakt und Gehirn durch Infektionen mit Pilzen und tierischen Einzellern (Protozoen) befallen. Bei vierzig bis sechzig Prozent aller Patienten mit AIDS treten Nervenkrankheiten auf, wie allgemeine Störungen der Nervenfunktion, Hirnhautentzündungen, Tumore und zu Schwachsinn führender Hirnumbau.

Weiter werden schwere Infektionen beobachtet, die durch Erreger, die für gesunde Erwachsene nicht gefährlich sind, hervorgerufen werden. Bis zu achtzig Prozent aller von HIV Befallenen machen Lungenentzündungen durch, die durch normalerweise harmlose Pilze ausgelöst werden. Daneben können massive Pilzinfektionen des Verdauungstraktes auftreten oder auch eine ausgedehnte Gürtelrose. Mehrere Infektionen können gleichzeitig bestehen. Aber es kommt auch massenhaft zu einer Reaktivierung schlummernder Infektionen wie z. B. der Tuberkulose.

Darüber hinaus treten bösartige Tumore wie das Kaposi-Sarkom auf.

Vom Ausmaß der Störung des Immunsystems hängt es ab, in welcher Ausprägung die HIV-Infektion zu einer Erkrankung führt. Gegenwärtig wird angenommen, daß praktisch alle Infizierten, früher oder später eine fortschreitende Erkrankung mit dem Endstadium AIDS erleiden.

Epidemiologie

AIDS ist eine weltweit verbreitete Seuche. Außerhalb der USA wurden die meisten Fälle aus Canada, Westeuropa, Afrika (Zentral- und Ostafrika), Südostasien (Thailand, Indien) und Lateinamerika (Brasilien) gemeldet. Da Ergebnisse von Untersuchungen ganzer Bevölkerungen über eine Durchseuchung mit HIV noch nicht vorliegen, gibt es gegenwärtig nur Schätzungen auf der Grundlage von Modellen oder Verallgemeinerungen von Beobachtungen.

In jedem Land der Armut muß man mit einer erhöhten Infektionsgefahr rechnen.

Diagnose

Die Diagnose AIDS war ursprünglich eine klinische Diagnose. Aufgrund der Krankengeschichte und der körperlichen Untersuchung kann ein Verdacht auf AIDS von einem Arzt durchaus angenommen werden. In jedem Fall muß die Diagnose durch zusätzliche Laboruntersuchungen gesichert werden. Zunächst wird ein Suchtest erfolgen, der häufig „falsch positive" Ergebnisse liefern kann, da er sehr empfindlich ist.

Ein „positives" Ergebnis dieses Tests, d. h. ein Hinweis auf eine bestehende HIV-Infektion, muß durch weitere Labortests bestätigt werden. Für den HIV-Suchtest reicht eine normale Serumprobe von 5 ml aus. Mit den meisten Labortests werden Antikörper gegen das HIV nachgewiesen, nicht das HIV selbst. Diese Antikörper sind frühestens etwa vier Wochen nach einer Ansteckung nachweisbar. (Im Mittel zwischen 6 Wochen und drei Monaten). Bei etwa 5 % der Infizierten sind jedoch auch fünf Monate nach einer Infektion noch keine Antikörper meßbar, in seltenen Fällen kann der Nachweis sogar jahrelang negativ bleiben. Ein negatives Ergebnis eines Suchtests schließt also eine Infektion mit HIV nicht aus!

Das fatale ist, daß gerade in den ersten Wochen einer Ansteckung (Stadium I der Infektion), wenn der HIV-Test noch negativ ausfällt, die Erregerzahl sehr hoch und damit die Ansteckungsgefahr besonders groß ist!

Behandlung

Durch Behandlung der verschiedenen infektiösen Komplikationen mit Antibiotika läßt sich die Überlebenszeit von AIDS-Kranken deutlich verlängern. In den letzten Jahren hat es außerdem Fortschritte in der Bekämpfung der zugrundeliegenden Virusinfektion gegeben. Es scheint, daß sich durch kombinierte Anwendung besimmter virushemmender Substanzen der Ausbruch der Krankheit hinausschieben läßt.

Risikoverminderung

Gegen die HIV-Infektion ist noch kein wirksamer Impfstoff entwickelt worden. Da es auch keine Behandlung gibt, welche zu einer Heilung führt, muß um jeden Preis eine Ansteckung vermieden werden. Dies scheint nur möglich als Ergebnis breiter Aufklärung über die Gefährdung durch HIV und eine darauffolgende Verhaltensänderung. Hierzu zählt:

- Beschränkung sexueller Beziehungen auf einen (oder doch möglichst wenige) Partner.
- Vermeidung sexueller Kontakte zu Personen, die häufig wechselnden Geschlechtsverkehr haben, z. B. Prostituierten.
- Vermeidung von Sexualpraktiken, die zu Schleimhautverletzungen führen können (wie Analverkehr).
- Benutzung von Kondomen. Sie bieten relativ guten, wenn auch keinen absoluten Schutz vor einer Infektion, allerdings nur bei richtiger Anwendung (Anwendungshinweise beachten!).

Bei Inanspruchnahme medizinischer Dienstleistungen in unseren Gastländern muß beachtet werden:

- Spritzen und Kanülen müssen einwandfrei steril sein.
- Besondere Vorsicht ist geboten im Umgang mit Blut und Körperflüssigkeiten. Die Richtlinien für den Umgang mit infektiösem Material müssen unbedingt beachtet werden.
- Bluttransfusionen in den Tropen sollten nur bei akuter Lebensgefahr erwogen werden.

Hautveränderungen

Die Haut ist in der tropischen Umgebung besonderen Belastungen ausgesetzt. Von den Belastungen durch Hitze und Sonneneinwirkungen war bereits weiter oben die Rede.

Auch in gemäßigten Klimazonen siedeln bereits Unmengen von Keimen auf der menschlichen Haut. Die meisten können allerdings nur unter besonderen Bedingungen, wenn sie etwa durch eine Verletzung der Haut in die Gewebe verschleppt werden, Entzündungen verursachen. Chirurgen beispielsweise waschen sich vor einer Operation deshalb die Hände so ausgiebig, weil möglichst wenig Keime in das Operationsgebiet eingeschleppt werden sollen, falls ein Defekt an den sterilen Handschuhen auftritt.

In feuchtheißem Klima wächst alles schneller. Das gilt nicht nur für Pflanzen, sondern auch für Bakterien und Pilze (übrigens auch für Barthaare und Fingernägel). Die Vermehrungsfähigkeit von Keimen und wahrscheinlich auch ihre Anzahl auf der Haut scheint im feuchtheißen Klima größer zu sein. Hinzu kommt, daß die obersten Hautschichten durch die ständige Feuchtigkeit aufgelockert werden und daher für Hautinfektionen anfälliger sind.

Wenn möglich, sollte die Körperreinigung unter einer Dusche erfolgen. Im Vergleich zum Wannenbad wird bei der Benutzung einer Dusche Wasser gespart. Besondere Aufmerksamkeit soll den Körperstellen gewidmet werden, die dazu neigen, feucht zu sein, wie Achseln, Leistenbeuge und Zehenzwischenräume. Diese Stellen müssen besonders sorgfältig abgetrocknet werden. Empfehlenswert ist die Anwendung von Körperpuder.

Kleine Hautdefekte

Kleine Hautdefekte wie juckende Insektenstiche, die aufgekratzt werden, entzünden sich in kurzer Zeit durch die durch das Kratzen in diese kleinen Wunden eingebrachten Keime. Es kann sehr schnell zur Ausbildung einer eitrigen Hauterkrankung bis hin zur Geschwürsbildung kommen. Auch für kleine Hautdefekte gelten die Prinzipien der Wundversorgung:

- *Reinigen* mit Wasser und Seife
- *Desinfizieren* z. B mit Betaisodona®, bei kleinen Wunden kann auch Mercurochrom® benutzt werden.
- *Steril abdecken.* Bei kleinen Hautdefekten reicht ein Pflaster wie Hansaplast®. Die Pflaster sollten nicht länger als etwa 24 Stunden auf einer kleinen Wunde belassen werden, sonst wird das Keimwachstum unter der Abdeckung begünstigt.

Häufige juckende Hautkrankheiten

Hier werden einige Hautkrankheiten besprochen, deren hauptsächliches Merkmal ein starker Juckreiz ist. Es handelt sich um:

- Infektionen durch Pilze und Hefen
- Krätze
- Ekzeme

Infektionen durch Pilze und Hefen

Die häufigen oberflächlichen Pilzinfektionen (Tinea oder ring worm) sind langwierig und betreffen Haut, Haar und Nägel. Fußpilz wird besonders leicht in Badeanstalten und Gemeinschaftsduschen erworben, besonders wenn der Boden aus einem Holzgrill besteht.

Diese Infektionen sehen anfänglich aus wie kleine Einrisse der Haut zwischen den Zehen oder Bläschenbildung zwischen oder unter den Zehen oder es besteht eine stärkere Schuppung der Hautflächen unter den Zehen. Infektionen der *Hände* sehen ähnlich aus, sind aber seltener.

Pilzbefall des *behaarten Kopfes* führt zu münzförmigem Haarausfall mit Schuppenbildung an den Rändern dieser Bezirke.

Am *Körper* findet sich bei Pilzbefall ein buntes Bild: Bläschen, Schuppen und Pickelchen können auftreten. Hinzu kann eine entzündliche Reaktion kommen. Der Pilz breitet sich auf der Haut häufig in Kreisen aus („ringworm"), in deren Zentrum eine Art Heilung eintreten kann. Der infizierte Rand ist erhaben und leicht schuppend.

Pilzbefall der *Fingernägel* (oder Fußnägel) führt zur Verdickung und weißlicher Veränderung der Nägel. Die Nagelhaut kann abpellen oder einreißen.

Die Diagnose wird meistens eine „Blickdiagnose" sein. Labormethoden wie mikroskopische Untersuchung von Abstrichen oder gar Pilzkulturen sind in Entwicklungsländern eher selten. Das Erscheinungsbild einer Pilzinfektion ist recht typisch, allerdings ist die Unterscheidung von Pilzen und Hefen (Soor) nicht immer ganz einfach.

Die *Behandlung* ist eine Lokalbehandlung. Einmal täglich soll eine Creme, die Mikonazol (Daktar®) oder Clotrimazol (Mycofug®) enthält, auf die befallenen Stellen aufgetragen werden. Wenn sehr große Hautbezirke befallen sind, oder Nägel und Haare, muß ein Arzt aufgesucht werden. Es ist möglich, zusätzlich zur Lokalbehandlung auch Tabletten, die Grisefulvin oder Ketoconazol enthalten, einzunehmen. Niemand sollte derartige Mittel wegen der möglichen Nebenwirkungen und der Komplikationen ohne ärztliche Beratung einnehmen. Die Behandlungsdauer wird wesentlich verkürzt, wenn die Zehenzwischenräume sauber gehalten werden, wenn infiziertes Haar abgeschnitten wird und befallene Nägel entfernt werden.

Eine Lokalbehandlung soll noch einige Wochen über den Zeitraum fortgeführt werden, an dem die sichtbaren Infektionszeichen verschwunden sind.

Zum Schutz vor Infektionen empfiehlt sich der Gebrauch von Badeschlappen in Gemeinschaftsduschen, eines eigenen Handtuches, und die Füße, wo es geht, sauber und trocken zu halten.

Weiter oben wurde die Notwendigkeit der Abgrenzung von Pilz- gegen *Soorinfektionen* hervorgehoben. Die Erreger (Hefen) finden sich häufig als harmlose Mitbewohner in Mund, Scheide und Darm. Änderungen der Umgebungsbedingungen führen dazu, daß die Hefen invasiv werden können, d. h., daß sie in die Körpergewebe eindringen können. So kann beispielsweise eine bestimmte Hefe (Candida) überwuchern, wenn die natürlicherweise neben ihr vorkommenden Bakterien durch „Breitbandantibiotika" abgetötet werden. Die Auflockerung oberflächlicher Hautschichten kann ihr Wachstum ebenso fördern wie Stoffwechselstörungen (Zuckerkrankheit) oder Stoffwechselumstellungen, wie sie aus dem letzten Schwangerschaftsdrittel bekannt sind.

Bei *Hautsoor* finden sich rote, gereizte Hautpartien dort, wo die Haut Falten bildet, wie in den Achselhöhlen, unter den Brüsten und in den Leistenbeugen. Es kann auch eine juckende Entzündung der Eichel bestehen oder eine Entzündung des Nagelbettes.

Soor in der Scheide zeigt sich als Ausfluß mit starkem Juckreiz, wobei gelegentlich auch über Schmerzen beim Geschlechtsverkehr oder Wasserlassen geklagt wird.

Auch die *Nägel* können von Soor befallen werden.

Die *Diagnose* wird durch Abstriche und das Ansetzen von Kulturen gestellt. In Ländern der Armut kann meistens nur eine Vermutungsdiagnose gestellt und ein Behandlungsversuch unternommen werden. Es trifft sich glücklich, daß Miconazol (Daktar®) und Clotrimazol (Mycofug®) gegen Pilze und Hefen gleichermaßen wirken. Ausschließlich gegen Hefen wirkt Nystatin (Moronal®). Es gibt diese Medikamente auch als Zäpfchen zum Einführen in die Scheide.

Bei leichteren Fällen eines Soorbefalls der Scheide kann auch eine Scheidendusche mit warmem abgekochten Wasser, das pro Liter 3 Eßlöffel Essig enthält, ausreichend wirksam sein. Auch dem Einbringen von Joghurt in die Scheide wird eine gute Wirksamkeit nachgesagt.

Krätze (Scabies)

Krätze ist eine allergische Reaktion auf die Ausscheidungen winzig kleiner Milben, die in der oberflächlichen Hornschicht der Haut leben und dort auch ihre Eier ablegen, so daß die Infektion unterhalten wird. Diese Milben werden durch direkten Kontakt von Mensch zu Mensch übertragen, vorzugsweise dadurch, daß mehrere Menschen in einem Bett schlafen. Die Krätzmilben werden auch „Milben der Zuneigung" genannt, da sie auch bei längeren zärtlichen Hautkontakten übertragen werden können.

Da die Reaktion auf die Milben eine allergische ist, dauert es nach Ansteckung etwa 6 Wochen, bis das *Hauptsymptom* der Krätze, der Juckreiz, beginnt. Dieser Juckreiz ist recht stark und tritt besonders nachts unter der warmen Bettdecke auf. Bei Betrachtung der Haut (eventuell mit einer Lupe) finden sich kleinste Gänge, die die Krätzmilben in die Haut bohren. Daneben sieht man zahlreiche rote Flecken, die auch etwas erhaben sein können und häufig durch das Kratzen zusätzlich mit Eitererregern infiziert sind. Diese Hautveränderungen sind besonders häufig in den Falten zwischen den Fingern und an den Handgelenken zu finden. Beim Erwachsenen kann mit Ausnahme des Kopfes, der Handflächen und der Fußflächen der ganze Körper befallen werden, bei Kindern auch der Kopf. Besonders charakteristisch sind die üblicherweise symmetrischen Hautveränderungen am Gesäß und am Penis.

Die Diagnose kann auch durch mikroskopische Untersuchung eines Hautgeschabsels gesichert werden. In der Regel reicht jedoch die Blickdiagnose.

Die *Behandlung* beginnt mit einer Ganzkörperwäsche bzw. einer Dusche. Danach wird der gesamte Körper mit Ausnahme des Kopfes dünn aber vollständig deckend mit einer Präparation einer der folgenden Substanzen bedeckt: Hexachlorcyclohexan (HCH), Jacutin®, 0,3% oder Benzylbenzoat (Mago®) 25%. Benzylbenzoat soll bei Kindern nur in einer 10%igen Konzentration verwandt werden.

Diese Mittel werden 12 Stunden lang auf der Haut belassen und dann sorgfältig abgewaschen. Sie dürfen nicht in die Augen oder auf Schleimhäute gelangen. Die Behandlung soll am folgenden Tag wiederholt werden.

Durch diese Behandlung werden die Milben in der Haut abgetötet, der Patient wird nichtinfektiös. Alle Mitglieder des gleichen Haushaltes sollen zur gleichen Zeit behandelt werden.

Alle Bettwäsche und Kleidung soll gewaschen und in der Sonne getrocknet werden.

Damit unnötige Zweitbehandlungen mit diesen giftigen Substanzen vermieden werden können, muß man wissen, daß die äußerlichen Krankheitszeichen erst im Laufe der nächsten 1 bis 2 Monate vollständig verschwinden. Auch nach erfolgter Behandlung besteht der Juckreiz noch 2 bis 3 Wochen fort. Da er eine allergische Grundlage hat, kann es notwendig sein, zur Erhaltung der Nachtruhe ein Antiallergikum wie Clemastin (Tavegil®) abends einzunehmen. Dieses Medikament wirkt leicht sedierend und kann daher die Verkehrstüchtigkeit beeinflussen.

Ekzeme

Mit dem Begriff Ekzem wird eine besondere Überempfindlichkeitsreaktion der Haut benannt. Auf der Haut befinden sich zahlreiche rote Flecken. Häufig sind auch kleine Bläschen zu sehen. Dieser Hautveränderung können zahlreiche Ursachen zugrundeliegen, die entweder aus dem Körper heraus oder von außen auf die Haut einwirken. Daher wird die Diagnose „Ekzem" mit näher bestimmenden Worten genauer eingegrenzt.

Bei Kindern bildet sich ein Ekzem häufig auf den Wangen, aber auch an Armen und Händen. Bei Erwachsenen sind am häufigsten die Beugeseiten von Knien und Ellbogen befallen.

Die *Diagnose* leitet sich ab aus der Verteilung dieser nichtentzündlichen Hautveränderungen.

Eine *Behandlung* kann begonnen werden mit dem Versuch, die Erscheinungen zu lindern, indem ein kalter Umschlag auf die betroffenen Hautstellen gelegt wird. Auch Sonnenbestrahlung kann hilfreich sein. Ehe man daran denkt, eine Creme zu benutzen, die Hydrocortison enthält, sollte man einen Arzt aufsuchen, damit sichergestellt werden kann, daß keine bakterielle Infektion der Haut vorliegt. Die Vermehrung von Eitererregern wird durch Cortison gefördert.

Was tun bei juckenden Hauterkrankungen?

- Pilzinfektionen vermeiden durch gute persönliche Hygiene und die Benutzung von Badeschlappen in Gemeinschaftsduschen.
- Dennoch auftretende Pilzinfektionen regelmäßig und ausreichend lange behandeln.
- Bei Krätze alle Mitglieder des Haushaltes gleichzeitig behandeln, Bettwäsche und Bekleidung heiß waschen (kochen).
- Mittel zur Unterdrückung eines Juckreizes (Antiallergika) nur verwenden, wenn es unbedingt notwendig ist. Die meisten Präparate machen müde und stören die Konzentration.

Folgende einfache Mittel helfen bei Hautproblemen:
- Wenn die betroffene Stelle juckt oder sticht, soll man kalte Kompressen auflegen. 3 Teelöffel Essig pro Liter Wasser helfen gut gegen Juckreiz.
- Wenn die betroffene Region heiß und schmerzhaft ist, soll sie hochgelagert und mit warmen Kompressen bedeckt werden.
- Wenn eine Hautveränderung an einer Stelle auftritt, die üblicherweise von der Kleidung bedeckt ist, soll sie der Sonne ausgesetzt werden.
- Wenn andererseits die Hautveränderung an einer Stelle auftritt, die üblicherweise der Sonne ausgesetzt ist, soll sie für eine Weile vor Sonneneinwirkung geschützt werden.

Verbrennungen

Nach dem Grad der Hautschädigung werden Verbrennungen in verschiedene Schweregrade eingeteilt.

Bei einer *Verbrennung 1. Grades* besteht eine Hautrötung, aber keine oder nur geringfügige Blasenbildung. Gegen den Schmerz und gegen eine Ausbreitung des Schadens durch die Hitzeeinwirkung hilft eine sofortige Kühlung mit kaltem Wasser. Der betroffene Körperteil sollte möglichst rasch unter kaltes Wasser gebracht werden und darin bleiben, bis kein Schmerz mehr bei Entfernung aus dem Wasser auftritt.

Bei *Verbrennungen 2. Grades* besteht eine ausgedehnte Blasenbildung. Auch hier soll zunächst mit kaltem Wasser gekühlt werden. Geschlossene Blasen sollten nicht aufgestochen oder aufgeschnitten werden. Sie bilden einen sterilen Verband für die Wundstelle unter der Blase. Große Blasen können mit steriler Nadel und Spritze punktiert und abgesaugt werden. Von offenen Blasen soll die lockere Haut steril abgetragen werden. Die offene Wunde soll dann mit Mercurochrom® behandelt werden.

Bei einer *Verbrennung 3. Grades* ist die Haut in ganzer Dicke zerstört. Sie sieht zunächst weißlich aus (wenn sie nicht verkohlt ist) und wird später schwarz. Schließlich stößt sich das zerstörte Gewebe mit einer eitrigen Entzündung ab, so daß der rohe Untergrund zutage tritt. Ob und in welcher Ausdehnung eine Verbrennung drittgradig ist, läßt sich anfangs nicht sicher beurteilen; ein Anzeichen ist Schmerzlosigkeit.

Verbrennungen 3. Grades und großflächige Verbrennungen müssen sehr ernst genommen werden. Sobald wie möglich soll ärztliche Hilfe gesucht werden.

Bis zur ärztlichen Behandlung nur mit sauberem Tuch abdecken; keine Salben, Puder oder ähnliches auftragen.

Die Patienten sollen frühzeitig beginnen, so viel wie möglich zu trinken.

Gegen die Schmerzen kann man 1,0–2,0 Gramm Aspirin® oder 0,5–1,0 Gramm Paracetamol geben.

Auch eine Verbrennung 2. Grades muß unbedingt vom Arzt behandelt werden, wenn sich Eiter bildet oder die Wunde zu riechen beginnt oder sich auf der Haut rote Streifen oberhalb der Verbrennung zeigen.

Was tun bei Verbrennungen?

*   Verbrennungen 1. und 2. Grades lange genug kühlen.
*   Bei Verbrennungen 3. Grades unverzüglich Krankentransport vorbereiten, Wunden abdecken und dem Verbrannten viel zu trinken anbieten. Verbrannte Extremitäten (Beine und Arme) sollen hochgelagert werden.

Wurmbefall

Würmer sind weltweit verbreitet. Wie alle Krankheitserreger, deren Übertragung direkt von Umweltbedingungen und allgemeinen Hygienestandards abhängig sind, kommen sie besonders häufig in den Ländern der Armut vor. In Felduntersuchungen wurden Befallsraten von über 80 % der untersuchten Bevölkerung mit bestimmten Würmern festgestellt.

Ein Befall mit Würmern ist nicht gleichbedeutend mit einer Erkrankung. Einige Würmer sind relativ harmlos und beeinträchtigen die Gesundheit praktisch nicht, wie beispielsweise Madenwürmer (Oxyuren). Andere können schwerste Schädigungen an lebenswichtigen Organen hervorrufen, wie die Bilharzien.

Neben der Art des Wurmes sind die Auswirkungen eines Wurmbefalls abhängig von ihrer Anzahl und vom körperlichen Zustand des „Wirts". Im folgenden soll auf einige der wichtigsten Würmer eingegangen werden.

Rundwürmer

Rundwürmer werden in Form nichtinfektiöser Eier von einem infizierten Menschen mit dem Stuhl ausgeschieden. Sie benötigen einige Zeit, um sich auf dem Boden zu einer ansteckungsfähigen Form weiterzuentwickeln. Rundwürmer können nur weiter verbreitet werden, wenn Stuhl auf den Boden abgesetzt wird.

Es wird geschätzt, daß ein Viertel der Weltbevölkerung mit **Spulwürmern** (Ascaris lumbricoides) infiziert ist. Die Infektion erfolgt durch Verschlucken der Eier (Kopfdüngung). Aus den Eiern entwickeln sich Larven, die sich nach einer komplizierten Wanderschaft durch den Körper des Wirtes im Dünndarm ansiedeln. Die erwachsenen Würmer sind weißlich und werden über 30 cm lang. Sie zerstören keine Gewebe, sondern konkurrieren mit dem „Wirt" um die im Darm ankommende Nahrung.

In den meisten Fällen verursacht ein Befall mit Spulwürmern keine Beschwerden. Leichtere kolikartige Leibschmerzen sind möglich. Wenn Durchfall besteht, kann gelegentlich ein Wurm im Stuhlgang gesehen werden, er kann aber auch erbrochen werden. Beide Ereignisse sind wegen der Größe der Würmer etwas erschreckend.

Die *Diagnose* eines Befalls mit Spulwürmern wird durch mikroskopischen Nachweis von Wurmeiern im Stuhl gestellt (jedes Weibchen legt etwa 200.000 Eier pro Tag). Die Diagnose ist selbstverständlich auch sicher, wenn ein Wurm erbrochen oder mit dem Stuhl ausgeschieden wurde.

Die *Behandlung* erfolgt mit Mebendazol (Vermox®). Hiervon werden zweimal täglich 100 mg an drei aufeinanderfolgenden Tagen genommen.

Das Präparat darf während der Schwangerschaft und bei Kindern unter zwei Jahren nicht angewandt werden.

Ältere Präparate wie Levamisol und Piperazin haben seit dem Aufkommen des Mebendazols an Bedeutung verloren.

Als einzige *Nebenwirkung* bei der Einnahme von Mebendazol treten in seltenen Fällen ein vorübergehender Durchfall oder Leibschmerzen auf.

Hakenwürmer (Ankylostoma duodenale/Necator americanus) sind in den Tropen und Subtropen verbreitet, besonders auf bestellten Feldern. In gemäßigtem Klima kommen Hakenwürmer in Bergwerken vor (Berufskrankheit).

Die Eier von Hakenwürmern werden von infizierten Menschen im Stuhl ausgeschieden. Auf dem Boden entwickelt sich eine infektiöse Larve, die imstande ist, die menschliche Haut von außen zu durchbohren, d. h. die Fußsohlen von Leuten, die barfuß laufen, oder die Haut am Gesäß, wenn eine kurze Hose getragen wird. Nach einer komplizierten Wanderschaft durch den menschlichen Körper siedeln sich die Würmer im Dünndarm an. Die erwachsenen Würmer sind weißlich und nur etwa 1 cm lang. Sie bohren sich in die Schleimhaut des Dünndarms und saugen Blut aus den Darmgefäßen.

Die *Symptome* einer Infektion mit Hakenwürmern werden durch den ständigen Blutverlust verursacht: Müdigkeit, Kurzatmigkeit und Blässe. Hierzu ist allerdings ein massenhafter Befall nötig, wie er durch häufige Wiederinfektion praktisch nur bei Einheimischen vorkommt. Auch Muskelschmerzen und Ödeme (Wasseransammlungen um die Knöchel herum) sind möglich. Die Zeichen der Blutarmut (Anämie) sind besonders schwer, wenn ohnehin ein erhöhter Eisenbedarf im Organismus besteht, beispielsweise in Schwangerschaft und Stillzeit.

Bei Europäern wird der Befall in der Regel nur zufällig entdeckt, wenn Eier bei einer Stuhluntersuchung gefunden werden. Dann ist trotzdem zu behandeln:

*   Mebendazol (Vermox®). Zweimal täglich 100 mg (1 Tabl.) für 3 Tage nicht für Schwangere und Kinder unter 2 Jahren.
*   Auch Levamisol (Ketrax®), als Einzeldosis, und andere Mittel sind wirksam.

Peitschenwürmer (Trichuris trichiura) sind weltweit verbreitet. Infizierte Menschen scheiden die Eier mit dem Stuhl aus. Diese reifen auf dem Boden zu ansteckungsfähigen Eiern heran, die wiederum durch den Mund aufgenommen werden können, besonders von Kindern. Die Eier werden verschluckt und siedeln sich direkt (ohne Gewebswanderung) im Dickdarm an. Die erwachsenen Würmer sind 2–5 cm lang. Sie bohren sich mit dem dünneren vorderen Ende in die Schleimhaut des Dickdarms und ernähren sich von Gewebssäften.

Krankheitszeichen fehlen meistens. Sehr selten kommt ein blutiger Durchfall ohne Fieber oder ein Austritt umgestülpten Darms durch den After vor.

Die *Diagnose* wird durch mikroskopischen Nachweis der Eier im Stuhl gestellt.

Die *Behandlung* erfolgt mit Mebendazol (Vermox®). Die Dosierung beträgt zwei mal täglich 100 mg an drei aufeinanderfolgenden Tagen.

Das Präparat soll von Schwangeren und Kindern unter 2 Jahren nicht genommen werden.

Was tun?

- Infektionen mit Rundwürmern vermeiden durch Händewaschen vor den Mahlzeiten. Das ist besonders wichtig, wenn man mit Erde gearbeitet hat.
- Keinen kopfgedüngten Salat oder rohes Gemüse essen.
- Bei Verdacht auf Wurmbefall soll eine wiederholte mikroskopische Stuhluntersuchung auf Wurmeier durchgeführt werden.
- Wenn keine verläßlichen Möglichkeiten zur Diagnostik bestehen oder wenn auf dem Stuhlgang Würmer gesehen werden, kann eine ‚Wurmkur‘ gemacht werden; Mebendazol (Vermox®) wirkt neben den genannten auf weitere Würmer wie Madenwürmer und Zwergfadenwürmer. Die Nebenwirkungen sind gering. Die Dosierung beträgt zwei mal täglich 100 mg an drei aufeinanderfolgenden Tagen. Das Präparat soll von Schwangeren und von Kindern unter 2 Jahren nicht genommen werden.

Bandwürmer

Rinderbandwurm und Schweinebandwurm sind weltweit verbreitet. Sie werden durch den Verzehr nicht durchgegarten Fleisches übertragen.

Der Mensch kann die Larven des **Rinderbandwurms** (taenia saginata) mit nicht ausreichend gegartem Rindfleisch (Steak) aufnehmen. Diese Larven leben in den Muskelfasern befallener Tiere. Sie entwickeln sich im menschlichen Darm und saugen sich an der Schleimhaut fest. Unmittelbar hinter dem Kopf beginnt der Wurm zu wachsen und neue „Glieder" zu bilden. Ein Rinderbandwurm mit etwa 2.000 Gliedern kann mehr als 5 m lang sein. Bandwürmer sind Zwitter. Die letzten und damit die ältesten Glieder des Wurms, die befruchtete Eier enthalten, lösen sich ab und werden ausgeschieden. Diese Glieder sind eigenbeweglich, sie können also etwas kriechen. Sie werden mit dem Gras auf Weiden wieder von Rindern aufgenommen, in deren Muskelfleisch sich Bandwurmlarven bilden.

Die *Beschwerden*, die ein Rinderbandwurm macht, sind trotz seiner Größe erstaunlich gering. Der Bandwurm konkurriert mit dem „Wirt" (dem Menschen) um Nahrungsstoffe.

Die *Diagnose* „Rinderbandwurm" läßt sich aus den Eiern allein nicht stellen, da diese von denen des Schweinebandwurmes mikroskopisch nicht zu unterscheiden sind. Die Unterscheidung ist leicht, wenn ein abgestoßenes Glied zur Untersuchung zur Verfügung steht.

Eine *Behandlung* wird mit Niclosamid (Yomesan®) durchgeführt.

Erwachsene nehmen 2 Gramm (= 4 Tabletten). Kinder, die mehr als 34 Kilogramm wiegen, erhalten 1,5 Gramm. Kinder zwischen 34 und 11 Kilogramm erhalten 1,0 Gramm. Kinder, die weniger als 11 Kilogramm wiegen, erhalten 0,5 Gramm.

Die Tabletten sollen in Wasser zerfallen oder zu einem feinen Brei zerkaut werden und als einmalige Gabe nach dem Frühstück eingenommen werden. Niclosamid wirkt ausschließlich im Darm und wird nicht in den Körper aufgenommen.

Ein Befall mit dem **Schweinebandwurm** (Taenia solium) ist seltener als der mit dem Rinderbandwurm. Allerdings sind Schweinebandwürmer potentiell gefährlicher, da der Mensch sich auch mit Eiern infizieren kann und sich dann im Gegensatz zum Rinderbandwurm die Larven im Menschen entwickeln können **(Zystizerkus)**. Diese Larven können sich in allen möglichen Organen ansiedeln, vorzugsweise in der Muskulatur. Eine Absiedlung im Gehirn ist eine in Entwicklungsländern nicht seltene Ursache von Krampfanfällen. Da es theoretisch denkbar ist, daß aus einem durch die Behandlung absterbenden Schweinebandwurm Eier frei werden, aus denen infektionsfähige Larven schlüpfen können, wird bei der Behandlung ein Abführmittel eingesetzt.

Zur *Behandlung* wird folgendes Verfahren angewandt:

• Niclosamid (Yomesan®) wird wie oben (siehe Rinderbandwurm) eingenommen.
• Zwei Stunden später soll ein salinisches Abführmittel wie Glaubersalz oder Karlsbader Salz eingenommen werden.

Die Übertragung von Bandwürmern wird mit Sicherheit durch Kochen von Fleisch vermieden. Erhitzen über 56 °C zerstört die ansteckungsfähigen Larven. Kochen oder Durchbraten von Rind- und Schweinefleisch ist an Orten besonders wichtig, wo es keine zuverlässige Fleischbeschau gibt. Das Räuchern von Würsten und Schinken tötet die Larven nicht.

Im Gegensatz zu den „riesengroßen" Bandwürmern von Rindern und Schweinen wird der **Hundebandwurm (Echinococcus)** nur etwa 5 mm lang. Eine Infektion ist nicht ungefährlich. Er kommt am häufigsten dort vor, wo Viehhaltung mit Hilfe von Hunden betrieben wird. Schafe, Rinder, aber auch Kamele und Menschen, dienen als Zwischenwirt. Das bedeutet, daß sich im Menschen nicht Hundebandwürmer, sondern deren Larven entwickeln. Es gibt verschiedene Sorten von Echinococcen, die sich alle in flüssigkeitsgefüllten Hohlräumen (Zysten) entwickeln. Diese Zysten bilden entweder Satelliten nach Art einer Weintraube, oder sie werden wie ein Luftballon, der aufgeblasen wird, immer größer. Sie schädigen die umgebenden Gewebe durch Verdrängung, zumal sie kopfgroß werden können. Sie finden sich bevorzugt in Lunge und Leber, aber auch in Knochen und Hirn.

Die *Diagnose* erfolgt durch Ultraschalluntersuchung, Röntgenaufnahme oder Blutuntersuchungen.

Die *Behandlung* besteht in der Operation. Bei bestimmten Formen kann Mebendazol (Vermox®) erfolgreich sein. Immunologische Behandlungsverfahren sind im Versuchsstadium.

- Die Prävention ist am wichtigsten.
- Infizierte Kadaver von Schafen und anderen Tieren sollten verbrannt oder vergraben werden, damit Hunde keinen Zugang zu ihnen haben.
- Eine Verschmutzung von Händen und Nahrungsmitteln durch Hundekot muß vermieden werden.
- Hunde, mit denen enger Kontakt besteht (Kinder!), sollten regelmäßig entwurmt werden, um die Infektionsgefahr so klein wie möglich zu halten.

Schistosomiasis (Bilharziose)

Schistosomen sind paarig lebende, wurmartige Egel von 1–2 cm Länge. Es gibt drei verschiedene Arten von diesen „Blutegeln", die innerhalb der Blutgefäße von Menschen und Tieren in tropischen und subtropischen Regionen leben. Jedes Weibchen produziert bis zu 3.500 Eier pro Tag, die teilweise im Wirtsorganismus zurückgehalten werden und in diesem eine Abkapselungsreaktion auslösen. Diese „Fremdkörperreaktion" ist für die Krankheitszeichen verantwortlich. Sie läuft am häufigsten in Harnblase und Dickdarm, Leber, Lunge und Gehirn ab.

Die eine oder andere Art von Schistosomen findet sich in Lateinamerika, in der Karibik, in Afrika, im Nahen Osten und in Südostasien.

Auch die *Entwicklung* von Schistosomen beschreibt wieder einen Kreislauf mit „Wirtswechsel". Wenn Stuhl oder Urin eines mit Schistosomen infizierten Menschen in Wasser gelangt, so werden aus den damit ausgeschiedenen Eiern Larven frei. Diese Larven befallen Süßwasserschnecken (Zwischenwirt), in denen sie sich zu „Cercarien" weiterentwickeln. Wenn die Cercarien die Schnecke verlassen, sind sie frei beweglich einige Tage im Wasser lebensfähig. Sie sind in der Lage, sich in wenigen Minuten durch die Haut von Mensch und Tier zu bohren, die Kontakt mit dem Wasser haben.

Das bedeutet, daß jegliches Waten oder Baden in Gewässern eines Gebietes, in dem Schistosomen vorkommen, das Risiko einer Infektion beinhaltet.

Frühzeichen einer Ansteckung kann wenige Stunden später ein (allergischer) juckender, fleckiger Hautausschlag sein. Meist wird jedoch zunächst nichts bemerkt. Vier bis sechs Wochen nach der Infektion kann hohes Fieber mit Frösteln, Husten, Juckreiz und Lymphknotenschwellungen auftreten. Dieses vorübergehende Krankheitsbild ist zurückzuführen auf den ersten Ausstoß von Eiern.

Wichtig sind die **Spätschäden**, die sich erst nach vielen Jahren entwickeln. Sie entstehen dadurch, daß Eier im Gewebe zurückbleiben und Entzündungs- und Vernarbungsvorgänge auslösen.

Je nach Art leben Schistosomen in den Blutgefäßen (Venen) der Harnblase oder des Enddarms. Ihre Eier gelangen teilweise über die Oberfläche dieser Organe nach außen und können mithin in Stuhl oder Urin nachgewiesen werden. Die klassischen Zeichen einer Infektion mit Erregern, die in Gefäßen der Harnblase leben, sind Harndrang, Schmerzen beim Wasserlassen und blutiger Urin. Dieses Symptom ist in Gegenden mit einem hohen Anteil an Erkrankten derart charakteristisch, daß sie geradezu als Zeichen der „Menstruation" bei Männern gedeutet wurden. Die Erkrankung wurde bereits vor mehr als 3.000 Jahren in ägyptischen Papyri beschrieben.

Erreger, die in den Venen des Darms leben, können Leibschmerzen und Durchfall mit oder ohne Blutbeimischung auslösen. Gefährlicher ist, daß über Verbindungen zwischen den Venen auch Eier in die Leber gelangen und dort eine Veränderung der Lebergefäße hervorrufen können, die zur Leberschrumpfung führt. Der Blutrückstau führt zu einer Milzvergrößerung, zu Bauchwassersucht und zu Erweiterung von Blutgefäßen in der Speiseröhre, die platzen können und lebensbedrohliche Blutungen zur Folge haben. Diese Veränderungen sind auch durch eine erfolgreiche Behandlung der Schistosomiasis nicht rückgängig zu machen.

Die *Diagnose* einer Schistosomiasis wird durch Nachweis von Eiern in Urin und Stuhl bzw. durch die Untersuchung von Gewebsproben gestellt. Blut- und Hauttests sind nur von begrenztem Wert. Der positive Ausfall derartiger Tests muß allerdings Anlaß zu einer konsequenten Suche nach Eiern sein.

Die *Prophylaxe* besteht darin, sämtliches Waten und Baden in verseuchten Gewässern zu vermeiden.

Wasser aus verseuchten Oberflächengewässern, das zum Waschen oder Baden dienen soll, muß zumindest 48 Stunden stehen, bevor es verwendet werden kann. Die Überlebenszeit der infektiösen Larven in Wasser ist kürzer.

Langfristig gesehen muß verhindert werden, daß menschliche Ausscheidungen in Gewässer gelangen. Gegenwärtig wird der Effekt von Gesundheitserziehungsmaßnahmen zunichtegemacht durch den Neubau von Wasserreservoirs und Bewässerungsanlagen. Durch diese breitet sich die Schistosomiasis, von der gegenwärtig mehr als 200 Millionen Menschen befallen sind, weiter aus.

Die chronischen Stadien mit nicht mehr zu behandelnden Spätfolgen kommen nur bei langjähriger dauernder Wiederinfektion (wie sie die Einheimischen oft nicht vermeiden können) vor. Die leichten, meist asymptomatischen Frühstadien bei Entwicklungshelfern werden bei der Zwischenuntersuchung oder Rückkehruntersuchung durch die Ausscheidung von Schistosomeneiern im

Stuhl oder Urin, oder auch durch Blutbildveränderungen oder Antikörpernachweis im Serum entdeckt, und können dann noch restlos ausgeheilt werden. Trotzdem sollte man sich über die Bilharziosegefahr in seiner Region informieren und nur in sicheren Gewässern baden. Landes- bzw. ortskundige Ausländer können in der Regel Auskunft geben.

Zur Behandlung dient heute Praziquantel (Biltrizide®), in einer Dosierung von 60 mg pro kg Körpergewicht als Einzeldosis, vorsichtshalber nur unter ärztlicher Aufsicht.

Amöben und Lamblien

Amöben sind weltweit, vor allem in den Tropen und Subtropen verbreitete Einzeller. In manchen Regionen sind 30 % und mehr der Bevölkerung Träger dieses meist harmlosen Darmbewohners. Er wird mit verunreinigtem Wasser und Nahrungsmitteln aufgenommen.

Unter nicht näher bekannten Bedingungen, vielleicht wenn der Darm durch andere Infektionen oder Reize angegriffen ist, dringen die Amöben aktiv in die Darmwand ein und verursachen Geschwüre und ausgedehntere Schleimhautentzündungen. Mit Schleim und Blut durchsetzte Durchfälle sind das charakteristische Symptom. Amöben können, meist ohne feststellbare Darmerkrankung, in die Leber verschleppt werden und dort einen Leberabszess (durch Gewebszerstörung entstandenen eitergefüllten Hohlraum) hervorrufen. Diese Komplikation ist durch Fieber und heftigen atemabhängigen Schmerz im rechten Oberbauch gekennzeichnet.

Mikroskopisch ist neben der aktiven, beweglichen Form (die die Krankheitserscheinungen hervorruft) eine eingekapselte Form (Zysten) zu unterscheiden. In dieser Gestalt werden die Amöben von gesunden Trägern ausgeschieden. Nur der Nachweis der beweglichen Form im Stuhl spricht dafür, daß eine amöbenbedingte Darmentzündung im Gange ist.

Es hat keinen Sinn, während des Aufenthaltes in einer Amöbenregion den Stuhl regelmäßig auf Amöbenzysten untersuchen zu lassen, da eine Behandlung nur bei Krankheitssymptomen angezeigt ist. Bei Durchfallepisoden, die unter den üblichen Maßnahmen (Ruhe, Ersatz von Flüssigkeit und Salz) nicht bald abklingen oder die Schleim- und Blutbeimengungen aufweisen, sollte man jedoch den Stuhl untersuchen lassen, u.U. wiederholt, da der Nachweis nicht in jeder Stuhlprobe gelingt.

Für die *Behandlung* ist das gebräuchlichste Mittel Metronidazol (Flagyl®, Clont®). Die Tabletten enthalten 200 mg Metronidazol, für Kinder gibt es auch einen Saft. Die gewöhnlich empfohlene Behandlung für Erwachsene ist 400–800 mg 3x täglich nach den Mahlzeiten für 7 Tage. Anschließend soll zehn Tage lang 3x täglich 500 mg Furamide® eingenommen werden.

Ebenso wirksam und anscheinend verträglicher ist für Erwachsene die einmalige Gabe von 2400 mg Metronidazol (= 12 Tabletten auf einmal).

Die Kinderdosierung ist 50 mg pro kg Körpergewicht täglich aufgeteilt auf drei Dosen 7 Tage lang.

Metronidazol kann Übelkeit verursachen, besonders in Verbindung mit Alkohol. Während der Schwangerschaft wird davon abgeraten.

Auch die *Lamblien* sind einzellige Parasiten wie die Amöben. Sie sind ähnlich weit verbreitet und werden auf die gleiche Weise übertragen. Meist ist die Infektion symptomlos, doch können auch mehr oder weniger hartnäckige Durchfälle ausgelöst werden sowie Verdauungsstörungen, die auch nach erfolgreicher Behandlung eine Weile anhalten können. Vorsorge und Behandlung sind die gleichen wie bei der Amöbiasis.

Atemwegserkrankungen
(Erkältung, Bronchitis usw.)

Erkrankungen der Atemwege sind in tropischen Ländern ausgesprochen häufig. Dies erscheint zunächst einmal seltsam, wenn man Hitze für das wesentliche Merkmal des Tropenklimas hält. Wichtiger ist, daß die tageszeitlichen Temperaturschwankungen oft viel größer sind als in gemäßigtem Klima.

Nun haben Erkältungen nicht eigentlich etwas mit Kälte oder Zugluft zu tun, wie der Name suggerieren möchte – in den meisten Fällen handelt es sich um Infektionen mit Viren. Es wird angenommen, daß die Abwehrmechanismen des Körpers durch Kälte beeinträchtigt werden, aber ohne entsprechende Erreger ist eine Erkältung nicht möglich. Unter der einheimischen Bevölkerung gehören Erkrankungen der Atemwege zu den häufigsten Ursachen von Erkrankung und Tod, besonders unter Kindern.

Ein *Schnupfen* oder eine einfache *Erkältung* vergeht von allein wieder. Die ursächliche Behandlung einer Virusinfektion ist nicht möglich. Behandelt werden können allenfalls begleitende Symptome wie Kopf- und Gliederschmerzen mit einem einfachen Schmerzmittel (Paracetamol oder Aspirin®).

Tritt *Husten* hinzu, besteht eine Reizung oder Entzündung der Bronchien (Bronchitis). Hierbei kann man Geräusche beim Atmen hören, gelegentlich wird ein fester, leicht grünlicher Schleim abgehustet. Zur Verflüssigung des Schleims und damit zur Erleichterung des Abhustens sollte viel Flüssigkeit getrunken werden. Darüberhinaus helfen auch Dampfinhalationen. Hierzu wird ein Gefäß mit kochendem Wasser gefüllt, über das sich der Erkrankte beugt und tief ein- und ausatmet. Der Patient sollte sich ein größeres Handtuch über den Kopf legen, das bis auf die Unterlage, auf der das Gefäß steht, hinabreicht.

Man kann sich auch selbst aus folgenden Stoffen einen schmackhaften Hustensaft herstellen: 1/3 Zitronen- oder Limettensaft, 1/3 Honig und 1/3 Rum. Für Kinder sollte der Rum weggelassen werden.

Im Prinzip reicht die „Behandlung" mit Flüssigkeit völlig aus. Dies ist anders, wenn *Schmerzen* der Nasennebenhöhlen (Stirnhöhlen, Kieferhöhlen) oder gar *Schmerzen beim Atmen mit Fieber* auftreten. Eine Entzündung der Nasennebenhöhlen oder eine Lungenentzündung werden häufig durch Bakterien verursacht. Wenn diese Symptome auftreten, sollte der Patient einen Arzt aufsuchen, da die Anwendung eines Antibiotikums erforderlich werden kann.

VIII Unfälle

Wenn ein Entwicklungshelfer im Gastland stirbt oder einen bleibenden Körperschaden erleidet, so ist dies in 9 von 10 Fällen auf einen Unfall, meistens einen Verkehrsunfall, zurückzuführen. Es muß eindringlich auf die Tatsache aufmerksam gemacht werden, daß alle „Tropenkrankheiten" zusammengenommen nicht so viel Leid und Tod unter Entwicklungshelfern verursachen wie Unfälle.

Der Straßenverkehr im außereuropäischen Ausland birgt höhere Gefahren als in der Bundesrepublik. Einige der Gründe hierfür dürften sein:

- Der Verkehr erscheint zunächst chaotisch. Die Fahrer setzen sich teilweise „souverän" über Verkehrsregeln hinweg. Nach der Eingewöhnung wird man feststellen, daß häufig aufmerksamer gefahren wird als hierzulande. Man muß sich allerdings zunächst einmal daran gewöhnen, daß nicht so sehr nach „Rechten" wie dem Vorfahrtsrecht gefahren wird, sondern häufig die Schnelligkeit entscheidend ist. Lastwagenfahrer, die ihre überladenen Fahrzeuge im Akkordtempo über die Piste jagen, rechnen fest damit, daß ihnen ausgewichen wird.
- Viele Fahrzeuge sind technisch in schlechtem Zustand. Das betrifft besonders auch Lenkung, Bremsen und Beleuchtung. Nachtfahrten können außerordentliche Überraschungen bieten. Man muß jederzeit damit rechnen, auf unbeleuchtete oder nur mit einem trüben Lämpchen beleuchtete Fahrzeuge zu treffen. In vielen Ländern sind Straßenführung und Straßenoberfläche von minderer Qualität. Die Straßenoberfläche kann sich zudem ohne Warnung schlagartig ändern. Eine Teerstrecke endet plötzlich oder es gibt riesige Schlaglöcher oder sandgefüllte Senken oder Tiere auf der Straße.

Das mag als Andeutung zu den unterschiedlichen Verkehrsverhältnissen genügen. Diese sind nicht zu ändern, man kann sich aber darauf einstellen und mit angepaßtem Verhalten die Gefahren weitgehend beherrschen. Folgende Hinweise ergeben sich aus einer Betrachtung häufiger Unfallumstände:

- Nehmen Sie sich genügend Zeit, damit Sie gelassen fahren und Pausen einlegen können und im Hellen ankommen. Zur schlechten Sicht kommt in der Dunkelheit oft noch das Nachlassen der Aufmerksamkeit durch Ermüdung hinzu.

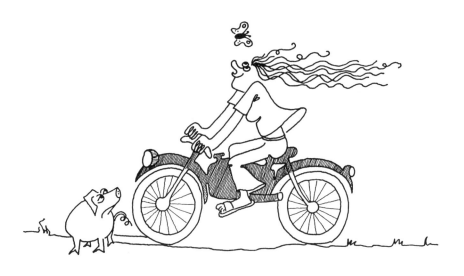

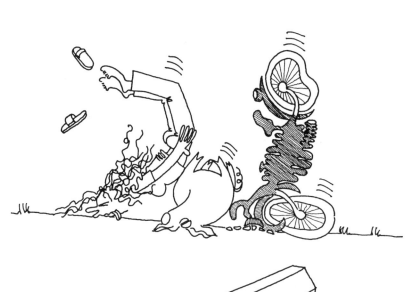

- Kritisch sind auch lange eintönige Strecken in der Mittagshitze mit geringem Verkehr. Sie haben ein enormes einschläferndes Potential.
- Versuchen Sie nicht „Bestzeiten" zu fahren! Es gibt auch eine Tendenz, nach einem besonnenen Start, gegen Ende der Fahrt aus Ungeduld immer schneller zu werden.
- Die Stadt und die gut ausgebaute Straße sind genauso gefährlich wie die Piste.
- Was zählt, sind nicht Sand-, Schlamm- und Pistenfahrkünste, sondern der „Riecher" für den möglichen Unfall. Es sind nicht vorwiegend die Neulinge, die verunglücken.
- Überschätzen Sie nicht die Fahreigenschaften der modernen Geländewagen. Sie verführen durch Kraft und Komfort zum Schnellfahren, schleudern und überschlagen sich aber leichter als die alten Modelle oder eine Limousine.
- Promillebewußtsein!
- Leider werden Sicherheitsgurte und Helme nicht so konsequent benutzt wie hier.

Man sollte sich unbedingt nach dem „ortsüblichen" Verhalten im Falle eines Unfalls erkundigen. Das gilt für alle Arten von Unfallschäden, ohne Rücksicht darauf, ob sie verschuldet oder unverschuldet sind, ob Personen zu Schaden gekommen sind oder nicht.

Nicht nur der Auto- und vor allem Motorradfahrer, sondern auch der Fußgänger muß mit ungewohnten Hindernissen rechnen, besonders im Dunkeln. Wer nicht aufpaßt, kann sich schnell den Knöchel verstauchen oder gar in ein Loch (fehlende Kanaldeckel!) oder in eine nicht abgesicherte Baugrube stürzen. Die Rechte des Schwächeren im Straßenverkehr gelten noch weniger als hierzulande.

Im Haus und während der Freizeit lauern ebenfalls Gefahren. Kerosinkühlschränke und die „Petromax"-Lampen (unter Druck funktionierende Petroleumlampen) können bei unsachgemäßer Handhabung explodieren. Mit einer brennenden Kerze unbedacht in die Garage zu gehen, kann tödlich sein – auch dieses Beispiel ist leider keine Theorie.

Es hat auch eine Reihe tödlicher Badeunfälle unter Entwicklungshelfern gegeben. Besondere Vorsicht sollte man an Stränden und Gewässern walten lassen, deren Strömungsverhältnisse man nicht kennt!

Die seltene Ausnahme sind „klassische" Tropenunfälle, – dennoch ist vor Leichtsinn in der Wildnis bzw. in den Nationalparks zu warnen.

Mancherorts, vor allem in größeren Städten, ist mit der Kriminalität zu rechnen. Hier wird man gewöhnlich durch ausgiebig, manchmal übertrieben kolportierte Berichte in den Ausländerzirkeln hinreichend gewarnt. Einige Grundregeln sind zu beherzigen:

- Nächtliche Fahrten sollten möglichst vermieden werden (auch wegen der Unfallgefahr).
- Etwa vorhandener Wohlstand sollte nicht zur Schau gestellt werden (teurer Schmuck).
- Wer von Dieben oder Räubern überrascht wird, sollte keinesfalls Widerstand leisten, sondern schlicht seinen Tribut entrichten.

Wie bereits oben gesagt wurde, sind Unfälle aller Art die bei weitem größte Gefährdung für Entwicklungshelfer. Wir bewegen uns in einer neuen Umwelt, in der erworbene Verhaltensmuster und automatische Reaktionsweisen fehl am Platze sein können. Techniken, mit denen wir nicht (mehr) vertraut sind, müssen erneut erlernt werden. Vor allem in den ersten Wochen und Monaten gilt es, sich um bewußtes und umsichtiges Handeln zu bemühen, bis sich ein Gefühl für die neuen Verhältnisse entwickelt hat, bis eine gewisse Sicherheit erworben wurde, die angepaßtes Verhalten auch unbewußt ermöglicht.

IX   Schwangerschaft und Entbindung

Frauen sind in Ländern der Armut einigen zusätzlichen Gefahren und Unannehmlichkeiten ausgesetzt. Das allgemein höhere Risiko für sexuell übertragbare Infektionen trifft sie noch stärker als Männer. Einige Kontrazeptiva, z. B. die Spirale, steigern es außerdem.

Die Regelblutung kann in feucht-heißen Ländern beschwerlicher verlaufen. Ortsveränderung, und der damit verbundene Wechsel des Klimas und der Lebensumstände, sind ein häufiger Grund für Blutungsunregelmäßigkeiten. Tampons sind oft schwerer erhältlich und bei mangelnden hygienischen Voraussetzungen (Busbahnhöfe etc.) nicht leicht zu wechseln. Sie bergen, vor allem wenn sie selten gewechselt werden, besonders in tropischen Ländern ein erhöhtes bakterielles Infektionsrisiko. Allgemein sind hygienische Binden o.ä. vorzuziehen. Binden verursachen oft ein feucht-heißes Milieu und begünstigen Hautreizungen und Pilzwachstum. Für ökologisch orientierte Frauen stehen Baumwollbinden, die ausgekocht wiederverwendbar sind, zur Verfügung. Diese können über Versandhäuser für Naturprodukte bezogen werden.

Einige medikamentöse Prophylaxemaßnahmen dürfen nur dann angewandt werden, wenn ein sicherer Konzeptionsschutz besteht.

Empfängnisverhütung ist nicht immer sicher durchführbar: häufige Diarrhöen gefährden die zuverlässige Aufnahme des Wirkstoffs der Pille.

Die Gefahr, Opfer sexueller Belästigung und Gewalt zu werden, ist in manchen Gastländern größer. In Kulturen, die Frauen eine traditionelle Rolle im häuslichen Bereich zuweisen, wirkt es provozierend, sich selbständig und ohne männliche Begleitung in fremder Umgebung zu bewegen.

Ein Großteil der genannten Risiken ist vermeidbar, wenn sie bekannt sind. Frauen brauchen spezielle Informationen über das Gastland, z. B. die Stellung der Frau in der Gesellschaft, über die Verfügbarkeit von Empfängnisverhütungsmitteln und den Standard der Gesundheitseinrichtungen, und dies besonders im Falle einer Schwangerschaft.

Eine Schwangerschaft erhöht die Empfänglichkeit für Krankheiten, wenn die Anpassung an die normalen körperlichen und psychischen Veränderungen ausbleibt. Entscheidend für den komplikationslosen Verlauf ist immer die psychosoziale Situation. Ungewöhnlicher Streß und stärkere psychische Belastungen sollten möglichst vermieden werden. Frauen, die eine Schwangerschaft im Ausland planen, sollten sich vor Ausreise von einer auslandserfahrenen Hebamme, einer Gynäkologin oder einem Gynäkologen beraten lassen. Auch für Entwicklungshelferinnen gilt das Gesetz zum Schutz der erwerbstätigen Mutter (Mutterschutzgesetz) in der Fassung der letzten Änderung vom 17. Januar 1997. Danach dürfen berufliche Tätigkeit oder arbeitsbereichbedingte Einflüsse die natürlichen körperlichen und seelischen Veränderungen nicht nachteilig beeinflussen. Ziel des Mutterschutzes ist es, die Gesundheit zu erhalten. Insbesondere soll Nachtarbeit, schweres Heben, aber auch die Gefährdung durch Strahlen, schädliche Chemikalien oder Infektionserreger unterbleiben. Bei Ausreise während der Frühschwangerschaft muß ein erhöhtes Abortrisiko aufgrund des Reise- bzw. Umzugsstress und der Klimaumstellung bedacht werden.

Schwangerschaftsuntersuchungen

Regelmäßige Schwangerschaftsvorsorgeuntersuchungen sind gerade im Ausland wichtig. Ziel ist es, Risiken früh zu erkennen und Gefährdungen vorzubeugen. Wenn sich ernste Komplikationen andeuten, die im Gastland nicht kompetent behandelt werden können, ist eine Rückkehr erforderlich. Das Fehlen eines hochtechnisierten, apparativen Standards spricht noch nicht gegen die Qualität der möglichen Schwangerschaftsvorsorge. Viele manuelle Untersuchungstechniken haben, wenn sie beherrscht werden, die gleiche Aussagekraft wie technische Methoden. Wichtiger als der Ausstattungsgrad der Klinik ist die Art des menschlichen, vertrauensweckenden Umgangs mit Schwangeren.

Eine Person (in der Regel die Hebamme) sollte sich für die zu beratende Frau verantwortlich fühlen und ein sich ergänzendes Zusammenwirken aller betreuenden Personen erreichen.

Fast alle schwangeren Frauen sind in gewissem Grade unsicher und ängstlich, da sie vital bedrohliche Komplikationen fürchten. Dies gilt vor allem für Frauen, die sich bis zur 34. Schwangerschaftswoche für einen Heimflug nach Deutschland entscheiden müssen, oder die eine eingeschränkte geburtshilfliche Betreuung in dem tropischen Gastland in Kauf nehmen wollen oder müssen. Gut informierte, betreute und vorbereitete Frauen sind weniger ängstlich und entwickeln weniger Komplikationen während der Geburt.

In den ersten 8 Monaten sollten Kontrollen monatlich und im 9. Monat wöchentlich durchgeführt werden. Alle Ergebnisse der Untersuchungen sind schriftlich festzuhalten und sollten der Schwangeren vorliegen.

Zusätzliche Hinweise

Die Schwangerschaft stellt bereits im gemäßigten Klima erhöhte Anforderungen an den Blutkreislauf, um so mehr in heißen Ländern. Es ist daran zu denken, genügend zu trinken, um die Folgen von Flüssigkeitsmangel, die bis zum Kollaps reichen können, zu vermeiden. Wer sich nicht bereits seit längerer Zeit an das Leben in großen Höhen adaptiert hat, sollte einen plötzlichen Ortswechsel in Regionen über 2000 m auf jeden Fall vermeiden. Tauchen, Reiten und Safaris in unwegsame Gebiete sind ebenfalls riskant.

Schwangere sind durch Anämie (Blutarmut) gefährdet. Der Eisenbedarf steigt um das vier- bis fünffache! Er wird durch zusätzliche Eisengaben (Tabletten) gedeckt. Gefahren der Anämie sind Infektanfälligkeit, Neigung zu Frühgeburten und eine Minderung der Fähigkeit, Blutverluste bei der Geburt zu verkraften.

Schwangerschaft und Reisen

Längeres Sitzen und Bewegungseinschränkungen behindern den Blutkreislauf und begünstigen Thrombosen (Gerinnselbildungen). Man sollte bei längeren Flugreisen immer wieder einmal aufstehen und sich bewegen. Die räumliche Enge (Sitz, Gang und Toilette) muß insbesondere ab der 30. Schwangerschaftswoche mitbedacht werden.

Von Seiten der Sauerstoffversorgung und des Drucks stellen moderne Flugzeuge kein Risiko für Mütter und Ungeborenes dar. Wenn eine eingeschränkte Funktion der Plazenta schon bekannt ist, ist von Flugreisen abzuraten. Ab der 34.–35. Schwangerschaftswoche sollten keine Flüge mehr durchgeführt werden. Eine Bescheinigung des betreuenden Haus- und Facharztes über den voraussichtlichen Entbindungstermin wird von einigen Fluglinien verlangt. Ab der 28. Schwangerschaftswoche ist ein Attest (Hebamme oder Arzt) notwendig, daß Risiken, die die Flugtauglichkeit einschränken, nicht bestehen.

Bei Flügen in großer Höhe besteht eine relative Strahlenbelastung in Abhängigkeit von der Sonnenaktivität und der Flugroute. Nach allgemeiner Auffassung sollten Schwangere daher häufige Flugreisen unterlassen. Kritisch ist besonders die Zeit der Hirnentwicklung des Föten in der 8. bis 15. Schwangerschaftswoche. Die Flughafensicherheitskontrolle mit einem Metalldetektor (Magnetstab) stellt keine Gefährdung dar.

Alkoholkonsum und Rauchen sollten insbesondere bei Reisen unterbleiben. Bei längeren Autofahrten sind Erholungspausen alle 1 bis 2 Stunden erforderlich. Am Wohnort sollten die Transportmittel mit Vorsicht ausgesucht werden.

Keine Fahrten mit verkehrsuntüchtigen Bussen, keine unwegsamen riskanten Pisten einschlagen und möglichst nicht in der Nacht reisen.

Schwangeren kann für den Notfall zur Unterdrückung vorzeitiger Wehen Magnesium zur Eigentherapie verschrieben werden (Magnesiumoxid/-glutamat/ -zitrat 20 mval, 3 x 2 Dragees oder Kapseln).

Das größte Gesundheitsrisiko auf Reisen und im Ausland sind auch für Schwangere Unfälle. Diese können schon durch den psychischen Schock zu vorzeitigen Wehen und Blasensprung führen.

Impfungen in der Schwangerschaft

Möglichst sollten alle nötigen Impfungen vor einer Schwangerschaft abgeschlossen sein. Während der ersten drei Monate sollten Impfungen nur unter strenger Risiko-Nutzen-Abwägung verordnet werden.

Mögliche Impfungen sind: Diphtherie, Hepatitis A, Hepatitis B, Meningokokken-Meningitis A+C, Influenza, Tetanus.
Nur bei zwingender Indikation: Typhus, Polio, Gelbfieber (notfalls ab 6. Schwangerschaftswoche denkbar), Tollwut.

Kontraindizierte Impfungen in der Schwangerschaft sind: Masern, Mumps, Röteln, Cholera, Japan-B-Enzephalitis.

Stillen ist keine Kontraindikation zur Impfung.

Ernährung in der Schwangerschaft

Zur Ernährung wurde allgemein an anderer Stelle schon einiges gesagt (S. 38). Für Schwangere gilt besonders, daß sie vitamin-, mineral- und ballaststoffhaltig sein soll. Schwangere brauchen mehr Flüssigkeit und sollten auch in gemäßigten Klimazonen mindestens 2–3 Liter pro Tag trinken.

Infektionen während der Schwangerschaft und Geburt

Die etwas schlechtere Immunitätslage während der Schwangerschaft erhöht die Anfälligkeit für Infektionskrankheiten und die Gefahr komplizierter Verlaufsformen.

Insbesondere die Malaria verläuft deutlich gefährlicher für Gesundheit und Leben der Mutter und des Ungeborenen (Wachstumsverzögerung oder akuter Tod des Ungeborenen). Sie führt besonders bei nichteinheimischen Schwangeren im ersten Schwangerschaftsdrittel vermehrt zu Fehlgeburten. Wichtig ist daher die Vermeidung von Mückenstichen (Tragen entsprechender Kleidung, Aufenthalt in mückensicheren, z. B. klimatisierten Räumen und Benutzung von Moskitonetzen) und eine konsequente medikamentöse Malariaprophylaxe nach internationalen Standards. Wenn möglich sollten Schwangere nicht in Malariagebiete ausreisen, vor allem nicht in Gebiete mit Chloroquin-Resistenz. Es ist zu überlegen, ob der Ausreisetermin nicht auf die Zeit nach der Geburt verschoben werden kann. Mögliche Komplikationen einer Malaria während der Schwangerschaft sind neben Fehl- und Totgeburt vorgeburtliche Entwicklungsstörung, hohe Neugeborenensterblichkeit, angeborene Malaria, zerebrale Malaria, massive Hämolyse (Zerstörung der roten Blutkörperchen) und akutes Nierenversagen.

Schwangerschaft und Medikamente

Die Frage, ob die Einnahme von Medikamenten wirklich erforderlich ist, ist in der Schwangerschaft besonders gewissenhaft zu beantworten. In der Regel sollte eine Fachkraft (Arzt, Hebamme) befragt werden.

Chloroquin gilt als Prophylaxe bei wöchentlicher Einnahme als unbedenklich (300 mg Chloroquin-Base). Günstiger wäre es, sich zumindest in den ersten drei Monaten der Schwangerschaft keinem Malaria-Infektionsrisiko auszusetzen (Reise verschieben).

Proguanil kann auch in der Schwangerschaft zur Prophylaxe in einer Dosierung von 2 x 100 mg/Tag mit Chloroquin kombiniert werden.

Mefloquin ist im ersten Schwangerschaftsdrittel und in der Stillperiode kontraindiziert. Frauen im gebärfähigen Alter sollten bis 3 Monate nach der letzten Einnahme von Mefloquin nicht schwanger werden.

Artemisinin, *Beta-artemeter*, *Halfan*, *Doxycyclin* und *Chinin* sollten nur zur Therapie bei Vorliegen von Resistenzen genommen werden (wenn möglich nur im 2.–3. Schwangerschaftsdrittel).

Häufigere Komplikationen

Schwangerschaftserbrechen: kleine häufige Mahlzeiten (fettarm und eiweißreich), ausreichende Flüssigkeitszufuhr insbesondere in warmen Klimazonen. *Vena cava-Kompressionssyndrom:* Druck des Kindes auf die untere Hohlvene, vor allem bei Rückenlage, führt zu Übelkeit, Schwindel, evtl. auch Atemnot, besonders in den letzten Schwangerschaftswochen. Empfehlung: Liegen auf der (linken) Seite. *Krampfadern:* Gefühl von schweren Beinen. Langes Stehen, langes Sitzen vermeiden, Beine hochlegen, evtl. Bandagieren der Beine mit elastischen Binden (was in den Tropen allerdings sehr unbeliebt ist), Sonnenbäder vermeiden.

Schwangerschaft und Sexualität

Sexuelle Aktivität ist auch in der Schwangerschaft bis zur Geburt normal und ohne Gefahren, sofern von Seiten des Partners (z. B. wegen wechselnder Sexualpartner) keine Infektionsrisiken bestehen.

Schwangerschaft und Reisediarrhö

Durchfälle mit den damit einhergehenden Flüssigkeits- und Nährstoffverlusten sind in der Schwangerschaft besonders unerwünscht. Entsprechend wichtig ist eine sorgfältige Nahrungs- und Trinkwasserhygiene. Die Behandlung eines Durchfalls sollte sich, wenn möglich, auf orale Rehydratationslösungen (wasserlösliche Elektrolyt-Tabletten) beschränken.

Entbindung

Vor dem Entschluß, im Ausland zu gebären, muß feststehen, ob und wo die Möglichkeiten für eine sichere Entbindung gegeben sind. Wenn eine Hausgeburt geplant ist, muß in Erfahrung gebracht werden,

- ob es am Wohnort eine Hebamme oder Ärztin gibt, die die Schwangerschaftsbetreuung und die Entbindung durchführen kann,
- wie weit die nächste Klinik entfernt ist, die so eingerichtet ist, daß Schwangerschaftskomplikationen diagnostiziert und behandelt werden können und eine

schwierige Entbindung – bis hin zum Kaiserschnitt – durchgeführt werden kann,

- ob das Krankenhaus dafür eingerichtet ist, Komplikationen des Neugeborenen zu behandeln,
- ob die medizinischen Einrichtungen so ausgestattet sind, daß einwandfrei sterilisierte Geräte oder Einmalmaterial zur Verfügung stehen,
- ob es eine Blutbank gibt, die eine relative Sicherheit bieten kann,
- und selbstverständlich, ob eine Hausgeburt prinzipiell ratsam ist oder nicht.

Wenn eine Entbindung im Ausland gewünscht wird, sollten Schwangschafts- und Geburtsrisiken möglichst ausgeschlossen sein. Die Frau und ihr Partner sollten sich in einer stabilen psychischen und sozialen Lage befinden und über mögliche Risiken genau informiert sein. Nicht zuletzt sollten die Möglichkeiten für eine Schwangerschaftsvorsorge und geburtshilfliche Betreuung sich auf akzeptablem Stand befinden. In vielen ökonomisch schwachen Ländern ist die Gesundheitsversorgung weit unter den üblichen Standards Deutschlands. Zwar gibt es Entbindungsstationen auch außerhalb der Hauptstädte, die eine große fachliche Erfahrung und auch guten Pflegestandard bieten, doch sind die aufwendigen technischen Einrichtungen für eine optimale Versorgung bei Komplikationen, z. B. bei Frühgeburten, selten gegeben.

Jede Entbindung ist grundsätzlich mit einem gewissen Risiko größeren Blutverlustes behaftet. Da HIV in vielen Entwicklungsländern deutlich stärker verbreitet ist, steigt auch bei Testmöglichkeit des Blutes das Risiko einer Übertragung durch Bluttransfusionen. Für eine Entbindung im Ausland sprechen dagegen oft psychische Momente. Wenn der Partner im Gastland bleiben muß und die Schwangere bei Rückreise nach Deutschland ohne familiäre Betreuung oder Geborgenheit wäre, ist der Wunsch, im Gastland zu bleiben, verständlich und vom beratenden Arzt zu berücksichtigen. Nähe und Beistand vertrauter Menschen können für einen entspannten Verlauf der Entbindung wichtiger sein, als das Vertrauen in die Sicherheit der medizinischen Betreuung.

Es darf jedoch kein Zweifel daran gelassen werden, daß schwere Komplikationen bei Mutter und Kind in unseren Gastländern oft nicht angemessen zu behandeln sind. Deshalb ist es in der Regel ratsam, zur Entbindung in die Heimat zurückzukehren. Die Rückreise sollte dann 4 bis 6 Wochen vor dem errechneten Geburtstermin erfolgen.

Findet die Entbindung im Gastland statt, muß für Frauen mit negativem Rhesusfaktor sichergestellt sein, daß Anti-D-Serum, z. B. Rhesogam®, zur Verfügung steht (Kühlkette bei der Ausreise beachten).

Wochenbett

Eine erhöhte Anfälligkeit für psychisches Ungleichgewicht und Krankheiten im Wochenbett ist bekannt. Das Stillen unterstützt die physiologischen Anpassungsvorgänge im Wochenbett. Es ist nicht nur für die Mutter körperlich von großem Nutzen, sondern hat auch einen Wert für die Festigung der Beziehung zwischen Mutter und Kind. In wärmeren Regionen erhöht es den Flüssigkeitsbedarf auf 3–4 l pro Tag. Führt die Mutter eine Malariaprophylaxe durch, ist sie auch für den Säugling unerläßlich. In die Muttermilch treten nur unbedeutende Mengen der Substanz über.

X   Psychische Belastungen

Seelische Belastungen und persönliche Probleme sind für jeden von uns unvermeidbar. Einschneidende Ereignisse im Leben, sog. „life events", wie z. B. Tod eines nahen Angehörigen, Scheidung, Verlust des Arbeitsplatzes, aber auch „unlösbare" Konflikte mit Vorgesetzten, stellen psychisch belastende Situationen dar. Diese sind häufig nur mit viel Mühe des einzelnen und mit Verständnis der Umgebung ohne schwere Schäden (seelische Narben) zu meistern. Nach aller Erfahrung ist das im Ausland, fernab von gewohnten Strukturen, besonders schwierig.

Manche Menschen wollen nicht in erster Linie in einem anderen Land leben, sondern ihr eigenes Land verlassen, wollen „heraus auf jeden Fall". Ein Weglaufen aus der gewohnten Umgebung, von der Familie, vor einer belastenden beruflichen Situation mag manchmal als ein Weglaufen vor sich selbst zu deuten sein. Ein Auslandseinsatz sollte jedoch nicht als Versuch dienen, unerledigte Lebensprobleme oder Selbstwertkrisen zu lösen. Ein derartiges Vorhaben wird häufig scheitern, denn seelische Probleme wachsen sich in der fremden Umgebung oft erst recht zu massiven Störungen aus, zumal die stützende Umgebung fehlt. Einsamkeit, fremde Sprachen, belastendes Klima und der „Kulturschock" bedeuten einen zusätzlichen Anpassungsstress. So wird es verständlich, daß ein seelisches Problem im Ausland rasch zu einer echten Gesundheitsstörung werden kann.

Ernste psychische Erkrankungen sind bei Entwicklungshelfern/innen und ihren Angehörigen nicht wahrscheinlicher als bei den Altersgenossen, die im Heimatland bleiben. Die Anforderungen an das seelische Anpassungsvermögen sind draußen allerdings nicht gering. Sie sind zu Beginn häufig durch den sogenannten „Kulturschock" geprägt. Hierbei handelt es sich nicht um eine krankhafte, sondern viel eher normale Reaktion auf den Wechsel in die fremde Umgebung. Hierbei geht es nicht nur um die Anpassung an eine fremde Kultur, sondern auch darum, sich an andere Lebensumstände, berufliche Anforderungen, und in vielen Fällen auch an eine gewisse Einsamkeit zu gewöhnen. Es ist wichtig zu wissen, daß auch die gründlichste Vorbereitung nicht davor bewahrt, in der Anfangsphase schwierige Anpassungsarbeit zu leisten. Dieser Prozeß durchläuft typischerweise verschiedene Stadien und kann vereinfacht als U-förmige Kurve beschrieben werden: zu Beginn herrscht Optimismus und Tatendrang vor, gefolgt von einem Tief oder einer Krise. Jetzt werden Selbstzweifel laut, und manche möchten das Gastland möglichst schnell wieder verlassen. Man ist gezwungen, sich einem ungewohnten sozio-kulturellen System anzupassen, in dem vieles von dem bisher gelernten nicht mehr gültig ist. Es müssen also diejenigen Verhaltensweisen der Herkunftskultur „verlernt" werden, die mit denen der neuen Kultur kollidieren. In dieser Phase kommt es nicht selten zu psychischen Stressreaktionen, die sich auch körperlich z. B. in Form von Schlafstörungen, Herzklopfen oder Magenproblemen manifestieren können. Besonders zu Beginn einer Auslandstätigkeit ist es daher wichtig, sich selbst zu beobachten, um eventuell aufkeimende Schwierigkeiten nicht zu verdrängen, sondern möglichst frühzeitig bewußt anzugehen. Es empfiehlt sich, über die eigenen Probleme mit anderen, schon länger am Ort weilenden Arbeitskollegen oder dem Landesbeauftragten offen zu sprechen. Ganz falsch und schädlich wäre es, Stressreaktionen mit Alkohol oder Tabletten bekämpfen zu wollen. Hierdurch werden Probleme zwar kurzfristig verdrängt oder gedämpft, um dann aber später um so unangenehmer erneut in Erscheinung zu treten.

Im günstigen Fall kann die erfolgreiche Auseinandersetzung mit den Schwierigkeiten zu Beginn einer Auslandstätigkeit einen Prozeß der Selbstreflektion und des persönlichen Wachstums anregen. Im ungünstigen Fall können aus einer mißlungenen Anpassung aber auch schwere psychische Probleme resultieren, die u.U. die Heimführung der betroffenen Person nötig machen.

Psychische Belastungen im Arbeitsleben

Entwicklungshelfer/innen haben eine fundierte Ausbildung und verfügen über einschlägige Berufserfahrungen. Bei der Anwendung des Gelernten kommt es jedoch nicht selten zu unbefriedigenden Situationen. Anlieferungsschwierigkeiten von Einzelteilen verzögern den Aufbau von Maschinen um Wochen, oder gar Monate, die Bürokratie arbeitet zu langsam, Sprachschwierigkeiten erschweren den geplanten Einsatz. Ein Elektriker soll Handwerker unterrichten, aber die meiste Zeit gibt es gar keinen Strom, oder ein Drucker arbeitet dort, wo kaum ein Mensch lesen kann. Was wird dem einzelnen da für eine Durststrecke zugemutet!

In der Arbeit sind Entwicklungshelfer/innen häufig auf sich selbst gestellt, ohne die Möglichkeit eines partnerschaftlichen Austauschs. Fachliche Fähigkeiten und Selbständigkeit sind ebenso gefordert wie pädagogische und Personalführungsqualitäten. Diese ungewohnte Verantwortung kann zu Überforderung führen, besonders wenn Probleme der Abstimmung mit dem Partner hinzukommen. Schwierigkeiten und Mißverständnisse mit den Mitarbeitern, Untergebenen und Vorgesetzten offen auszudiskutieren ist für Kulturfremde, zumal für Neuankömmlinge, problematisch, Sprachprobleme kommen hinzu. Wir bleiben mit unseren Schwierigkeiten isoliert, bis wir die neuen Regeln der Kommunikation verstanden haben. Diese sind oft subtiler und indirekter als es unserer Gewohnheit entspricht. Viele Probleme können wir uns ersparen, wenn wir uns zunächst darauf verlegen, abzuwarten, uns einzuordnen und zu beobachten, anstatt unmittelbar die Umsetzung unserer Vorstellungen anzupacken. Behutsames Herangehen an unsere Aufgaben gebietet schon der Respekt vor den Denkweisen und Gebräuchen unserer Gastgeber, zudem ist es auf Dauer die erfolgreichere Methode.

Psychische Belastungen im Privatbereich

Isolation kennzeichnet vor allem anfangs den privaten Bereich. Trotz aller Bemühungen um Verständnis bietet der neue Kulturkreis viele befremdliche Aspekte. Es fehlt der Austausch mit Freunden und Bekannten. Wenn die örtliche Sprache fremd ist, engen sich die Kontaktmöglichkeiten mit Einheimischen erheblich ein. Das Leben in abgelegenen Dörfern folgt eigenen Gesetzen, die erst erfahren werden wollen. Es ist nicht für jeden einfach, sich mit der sozialen Kontrolle in überschaubaren Gemeinschaften abzufinden. Die Aufmerksamkeit, die man hier als Fremder erregt, kann sehr lästig sein.

Hinzu kommt eine gewisse Eintönigkeit des Lebens. Viele Entwicklungsländer liegen in den Tropen, wo der jahreszeitliche Wechsel oft wenig ausgeprägt ist. Die gewohnten Unterhaltungsmöglichkeiten wie Kino, Theater, Fernsehen, und tägliche Zeitungen fehlen in den meisten Orten. Kontakte zu Freunden und Bekannten sind spärlicher. Mitausreisenden Personen fehlt die relative Abwechselung, die eine berufliche Tätigkeit immer noch bietet. Es ist ganz wichtig, sich beschäftigen zu können, die Zeit mit sinnvollen Aktivitäten auszufüllen. Es lohnt sich, vor der Ausreise daran zu denken, wie man die Freizeit nutzen wird und dies und jenes mitzunehmen wie Bücher, Kassetten, Spiele, Musikinstrumente, Fotoapparat, Kurzwellenradio usw. Man hat die Gelegenheit, Hobbys weiterzupflegen, wiederaufzugreifen oder auch neue zu entwickeln. Briefe oder Tagebuch zu schreiben hilft, Eindrücke zu verarbeiten, wenn direkte Gesprächspartner fehlen. Man sollte auch etwas Phantasie auf die Einrichtung der Wohnung verwenden. Es ist alles andere als seelisch aufbauend, wenn man, nach einem möglicherweise frustgeladenen Arbeitstag noch an Langeweile und einer ungemütlichen Umgebung leidet.

Bei manchem schleicht sich nach einigen Monaten, wenn der Reiz des Neuen etwas verflogen ist, Gleichförmigkeit vom Leben Besitz ergreift und die Grenzen der Wirkungsmöglichkeiten deutlicher werden, eine Ernüchterung, möglicherweise sogar eine depressive Verstimmung ein. Erfahrungsgemäß ist in dieser Zeit die Unzufriedenheit mit der Projektsituation, die Kritik an den Mitarbeitern und der Zweifel am Sinn der Arbeit am größten. Allmählich wird auch diese Phase wieder überwunden und weicht einer ausgeglicheneren Einstellung.

Auch nach der Rückkehr ins Heimatland kann es zu psychischen Störungen kommen. Für einige ist die Wiedereingliederung in die sehr viel mehr von der Bürokratie beherrschten Heimat schwierig. Oft dauert der Prozeß der Wiedereingewöhnung ein oder gar zwei Jahre.

Es scheint hilfreich zu sein, wenn ein gewisser Kontakt auf persönlicher und beruflicher Ebene mit der Heimat während der gesamten Zeit im Ausland erhalten bleibt. Hierzu gehört nicht nur die Korrespondenz mit Angehörigen und Freunden. Auch die Nutzung des Erholungsurlaubs nicht zuletzt für berufliche Kontakte kann dazu beitragen, Probleme bei der Wiedereingliederung zu mindern.

Alkohol und andere Drogen

Einige geraten in Gefahr, Problemlösungen auf dem Boden von Flaschen zu suchen, d. h. in den Alkoholismus abzugleiten. Diese Gefahr sollte nicht unterschätzt werden, zumal in einigen Ländern schweres Trinken den „richtigen Mann" kennzeichnet. Tendenzen zu stärkerem Alkoholkonsum mögen dadurch gefördert werden, daß in einigen Gesellschaften interkulturelle Liebesbeziehungen sehr schwierig sind. In tropischen Regionen muß als Rechtfertigung für einen hohen Alkoholkonsum (Bier) häufig auch das heiße Klima herhalten.

In der Bundesrepublik bilden mit etwa fünf Prozent der Bevölkerung Alkoholkranke die weitaus größte Gruppe der Süchtigen. Neben dem Nikotin ist damit Alkohol der Spitzenreiter unter den Suchtstoffen. Entsprechend gravierend sind die Folgen, die der beliebte „Seelentröster" nach sich zieht. Prinzipiell gilt, daß alle, die trinken, abhängig werden können, aber nicht müssen. Es ist keine Charaktereigenschaft bekannt, die vor Abhängigkeit schützt oder sie notwendigerweise verursacht. Entsprechend gibt es auch nicht den typischen Trinker oder die typische Trinkerin.

Alkohol ist bei uns und fast überall eine der Drogen, die sozial akzeptiert sind. Bei vielen Gelegenheiten steht er ganz selbstverständlich auf dem Tisch und wird nach dem Motto „es spricht sich doch viel leichter bei einem Gläschen" als soziales Schmiermittel benutzt. Dabei ist sich kaum jemand bewußt, daß Alkohol in erster Linie wegen seiner Wirkung getrunken wird- und ein Gift ist, welches Körper und Seele schädigt.

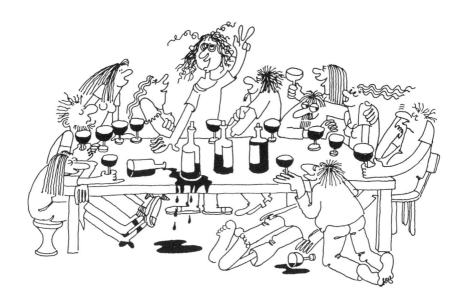

Organschäden

Von der Leber werden etwa 95 Prozent des Alkohols abgebaut. Diese ist das am schwersten betroffene Körperorgan. Müssen regelmäßig große Mengen an Alkohol verarbeitet werden, so führt das zum Untergang der Leberzellen. Es treten Verfettung und später Schrumpfung der Leber ein, meist begleitet von einer Entzündung. Alkohol schädigt praktisch alle Organe: Bauchspeicheldrüse (Entzündung), Magen-Darm-Trakt (Entzündung, Blutungen), Herz (Verminderung der Schlagkraft), Muskeln (Krämpfe, Muskelschwund), Sexualorgane (Rückgang der Hormonproduktion, Impotenz), Nervensystem (Zitterleiden, Nervenentzündung, Wahnzustände, Gehirnschrumpfung mit nachfolgender Verblödung).

Auswirkungen auf Körperfunktionen: Das Reaktionsvermögen verlangsamt sich unter Alkoholeinwirkung erheblich. Schon bei 1,0 Promille (das entspricht 1 1/2 Liter Bier oder einer Flasche Wein) verringert sich die Reaktionsfähigkeit um 40 bis 50 Prozent. Die Aufmerksamkeit läßt massiv nach, so daß etwaige Gefahren zu spät erkannt werden. Schon geringe Mengen Alkohol können den Gleichgewichtssinn empfindlich stören und im Extremfall bis zum völligen Kontrollverlust der Bewegungsabläufe führen.

Weitere Beeinträchtigungen betreffen das Sehvermögen. Die Erschlaffung der Augenmuskeln führt zum bekannten Doppelsehen. Gestört wird weiterhin

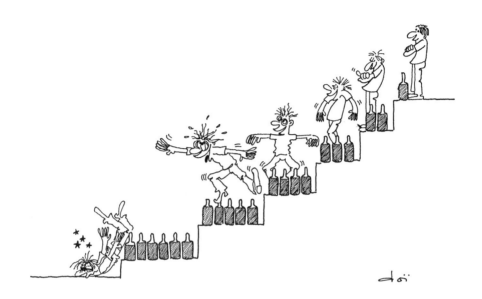

die Fähigkeit, einen Punkt auch dann noch zu fixieren, wenn Körper oder Kopf bewegt werden. Fehlreaktionen sind die Folge. Das Gesichtsfeld ist unter Alkoholeinfluß stark eingeschränkt, ebenso wie auch die Fähigkeit zur Anpassung an die Dunkelheit.

Seelische Auswirkungen: Eine der gravierendsten Erscheinungen des Alkoholrausches ist der Verlust der Selbstkontrolle, die sich in zunehmender Enthemmung, falscher Selbsteinschätzung und erhöhter Risikobereitschaft äußert. Diese Bereitschaft, Gefahren zu ignorieren, ist schon ab 0,5 Promille deutlich erhöht und führt im Zusammenwirken mit herabgesetzter Kritikfähigkeit und mangelndem Konzentrationsvermögen zu einem völlig unangemessenen Verhalten: man macht zwar mehr Fehler, wird sich dessen aber weniger bewußt. Alkohol wird vor allem deswegen so gerne getrunken, weil er betäubt und seelische Spannungen lindert. Er vermittelt uns gewissermaßen das Gefühl einer Art „Kurzurlaub vom Alltag". Vielen ist aber nicht bewußt, daß es sich dabei viel eher um einen schrittweisen Abschied in den vorzeitigen Ruhestand handelt.

Zusammenfassend kann man sagen, daß sich übermäßiger Alkoholkonsum nachteilig auf praktisch alle Bereiche des Lebens auswirkt:

Im Straßenverkehr: Etwa die Hälfte aller Todesfälle im Straßenverkehr sind auf Alkohol zurückzuführen, bei über 90 Prozent aller Führerscheineinziehungen war Alkohol im Spiel. Hier droht Gefahr nicht nur aufgrund der geringeren Geschicklichkeit und des herabgesetzten Urteilsvermögens unter Alkoholeinfluß. Am gefährlichsten ist, daß Verkehrssituationen unvollständig und später erkannt werden als im nüchternen Zustand und die Reaktion sich verzögert.

Am Arbeitsplatz: In vielen Betrieben findet man sogenannte „Naßzellen": Gruppen von Arbeitskollegen, die gerne viel trinken oder bereits alkoholabhängig sind. Sie finden immer wieder Anlässe zum Trinken und animieren andere dazu. Früher oder später fallen diese Menschen anderen unangenehm auf. Abgesehen von häufigen kurzen Fehlzeiten, peinlichen Pannen und Unfällen, die sich daraus ergeben, kommt es zu einer Minderung der Leistungsfähigkeit: Menschen, die häufig trinken, sind wenig entschlußfähig und brauchen für ihre Arbeit länger, auch wenn sie selbst der Meinung sind, sie seien unermüdlich tätig. Das Unterscheiden von Wichtigem und Unwichtigem fällt schon mit geringen Alkoholmengen schwer. Ist jemand erst alkoholabhängig geworden, geht er als wertvoller Mitarbeiter verloren. Ein Betrieb, der das nicht erkennt, und der keinen Wert darauf legt, Vieltrinker frühzeitig zu erkennen und zu einer Behandlung zu veranlassen, schadet sich selbst.

In der Partnerbeziehung: Unter Alkoholeinfluß wird vieles gesagt, versprochen oder getan, was man am nächsten Tag am liebsten ungeschehen machen würde. Auf einen nüchternen Menschen wirkt der Angetrunkene lächerlich, unberechenbar oder unangenehm, im besten Falle nur komisch oder unverständlich. Das ist Gift für die Liebe, die Zuneigung und die erotische Anziehungskraft. Passiert so etwas häufiger, wird die Basis für eine vertrauensvolle, verläßliche Beziehung zerstört.

Alkohol wird häufig dazu benutzt, Spannungen und Problemen des Lebens auszuweichen, Konflikte nicht auszutragen und Schwierigkeiten zu überspielen; so wird die Weiterentwicklung der eigenen Persönlichkeit und der Partnerschaft behindert. Alkohol „schönt" und verfälscht die Wahrheit: dazu gehören eben auch Auseinandersetzungen und Krisen, Trauer und Ärger über den geliebten Menschen.

Heute wissen wir, daß Partnerinnen und Partner von Alkoholikern während der Entwicklung einer Alkoholkrankheit in gleichem Maße seelisch miterkranken wie der Alkoholkranke selbst. Alkohol verbessert nicht Beziehungsstörungen, er vertieft und verschlimmert sie.

Im Alltagsleben: Alkohol „lockert die Zunge". So manche gute Freundschaft ist schon an unbedachten Äußerungen, Tratsch und Beleidigungen unter Alkoholeinfluß zerbrochen. Alkohol fördert zwar oberflächliche Kontakte, aber eine wirkliche Freundschaft entsteht kaum beim gemeinsamen Trinken. Ein Blick in die Eckkneipe zeigt: es gibt mehr „einsame Trinker" als „fröhliche Zecher". Ernsthafte menschliche Kontakte bekommt man zu beiden nicht recht.

Alkohol macht leichtsinnig. Viele Menschen überschätzen sich und ihre Möglichkeiten, wenn sie etwas getrunken haben. Bis zu einem Drittel aller Arbeitsunfälle und etwa die Hälfte aller tödlich endenden Haushaltsunfälle hängen mit Alkoholkonsum zusammen.

Es gilt also, einiges klarzustellen:
- Alkohol ist nicht die beste Medizin;
- Alkohol steigert weder das Denkvermögen noch die sexuelle Leistungs- und Empfindungsfähigkeit;
- Alkohol macht nicht schöpferischer oder ideenreicher;
- Alkohol ist weder gegen Wärme noch gegen Kälte gut;
- Alkohol macht nicht satt, sondern dick.

Andere Drogen

Vieles was über den Alkohol gesagt wurde, gilt stellvertretend auch für andere Substanzen, die in der Lage sind, einen Menschen abhängig zu machen. Beispiele sind das Nikotin, viele Medikamente, und ferner die illegalen Drogen wie z. B. Opium, Heroin, und Kokain.

Neben dem Alkohol ist die wichtigste gesellschaftlich akzeptierte Droge das Nikotin, welches die Hauptursache für die Entstehung des Bronchialkarcinoms ist. Jede Streßsituation kann die Nikotinsucht verstärken.

Bei der Abhängigkeit von Medikamenten ist Einstieg und Konsum legal und geschieht in den allermeisten Fällen über das offiziell ausgestellte Rezept eines Arztes. Meist handelt es sich um Schlaf- , Beruhigungs- und Aufputschmittel, die häufig ein hohes Abhängigkeitspotential in sich bergen.

Der Gebrauch von unerlaubten Drogen wird in manchen Ländern mit schwersten Strafen geahndet, insbesondere bei Besitz von mehr als einer Dosis. Todesurteile werden verhängt und auch vollstreckt.

Was tun?

Grundsätzlich sollten psychische Probleme in gleicher Weise gehandhabt werden wie andere Krankheitsfälle. Während jedoch eine körperliche Erkrankung in ihrer Bedeutung und ihrem Schweregrad auch den meisten Nichtfachleuten deutlich wird, werden psychische Erkrankungen, insbesondere in ihren Anfangsstadien oder in ihrem Schweregrad unterschätzt.

Die Entwicklung psychischer Erkrankungen oder von Suchtverhalten erfolgt oft über einen langen Zeitraum, wobei die Chance der therapeutischen Beeinflussung am günstigsten in der Anfangsphase ist. Eine Konfliktvermeidungsstrategie aus falscher Solidarität, die zur Vertuschung eines beginnenden Problems führt, ist sowohl im Interesse des DED als auch für die betroffene Person schädlich.

Psychose bedeutet einen klaren Ausschluß der Tropentauglichkeit und erfordert in der Regel die Rückführung (oft in Begleitung). Bei krankhaften psychischen Zuständen im Ausland muß gewährleistet sein, daß rechtzeitig eine fachkompetente Hilfe angefordert wird. Es wird von keinem DED-Mitarbeiter erwartet, therapeutische Aufgaben zu übernehmen, es sollten aber häufig im Vorfeld auftretende Frühsymptome rechtzeitig erkannt werden, um fachlichen Rat und Hilfe einzuholen. Das Hinwegsehen über offensichtliche persönliche Probleme („Aussitzen") ist langfristig nicht nur für den DED als Institution und die Partner am Projektplatz, sondern auch für das betroffene Individuum sehr nachteilig.

Sucht ist eine Krankheit mit um so besseren Heilungschancen, je früher das Problem von dem Betroffenen und seiner Umwelt wahrgenommen und angegangen wird. Falsche Kameraderie oder „ko-süchtiges" Verhalten, mit denen Nahestehende aus Fürsorge einen Süchtigen schützen wollen, verhindert eine frühzeitige Behandlung des Betroffenen und schadet ihm. Alkohol stellt die häufigste Suchtform dar und beeinträchtigt nicht nur die körperliche sondern auch die psychische Gesundheit und intellektuelle Kapazität und ist daher auch für den Vorgesetzten sehr ernst zu nehmen, selbst wenn während der Arbeitszeit nicht getrunken wird. Andere Suchtformen (u.a. Tablettensucht) sind für Außenstehende schwieriger zu erkennen, aber oft nicht minder gesundheitsgefährdend. Bei Verdacht auf Suchtverhalten sollte ein offenes Vorgesetztengespräch geführt werden, in dem mit dem Betroffenen ggf. feste Regelungen vereinbart werden können.

Bei allen Problemfällen im persönlichen und psychischen Bereich wende man sich vertraulich an den Ärztlichen Dienst (ÄD). Ein/e Psychologe/in wird bei Bedarf oder auf Wunsch zu Rate gezogen. Die Vertraulichkeit und der Datenschutz sind dabei in jedem Fall gewährleistet.

XI Was tun?

Was tun bei Verletzungen und Wunden?

In diesem Kapitel sollen einige Hinweise zur ersten Hilfe gegeben werden. Das ist in der Kürze nicht so ganz einfach, zumal es ganze Bücher über Erste Hilfe gibt.

Das *Bergen von Verletzten* ist ein schwieriges Kapitel. Beim Bergen kann zusätzlicher Schaden angerichtet werden. Man sollte daher nicht einfach losgehen und irgendwie zupacken, außer wenn wirklich überhaupt keine Zeit ist, wenn also jemand aus dem Wasser zu holen ist oder aus einem brennenden Auto. Besonders wenn mehrere Leute zusammenarbeiten, muß man sich über das gemeinsame Vorhaben verständigen, ehe an einem Verletzten herummanipuliert wird.

Es ist wichtig, wenn jemand von einem Baum gefallen ist oder mit dem Motorrad gestürzt ist, auch nach Schmerzen im Halsbereich zu fragen. Wenn ein Verdacht auf eine Verletzung der Wirbelsäule besteht, darf ein Transport nur auf einer harten Unterlage erfolgen und zwar in flacher Rückenlage. Aus Holzstöcken oder einer Decke oder mit Hilfe einer Leiter kann eine Trage improvisiert werden. Ein Verletzter sollte vor dem Transport, wenn möglich, probehalber Arme und Beine bewegen.

Wenn man allein jemanden aus einer gefährlichen Situation bergen muß, hilft der sogenannte „Affengriff". Hierzu setzt man den Verletzten auf, stellt sich hinter ihn und greift, unter einer Achsel hindurch, einen gesunden Arm nahe am Ellenbogen, mit der anderen Hand, unter der anderen Achsel hindurch, den gleichen gesunden Arm am Handgelenk. Der Unterarm des Verletzten dient als Griff, mit dem man den Verletzten über den eigenen Oberschenkel nach oben zieht und ihn so rückwärts aus der Gefahrenzone schleifen kann.

Verletzte, die bewußtlos sind oder erbrechen, dürfen nicht auf dem Rücken liegend transportiert werden. In diesem Fall besteht immer die Gefahr, daß Erbrochenes in die Lunge eingeatmet wird oder daß bei Bewußtlosen die Zunge zurücksinkt und den Rachen verlegt und damit die Atmung behindert. Bewußtlose müssen in Seitenlage gelagert und transportiert werden. So bleiben die Atemwege frei und Erbrochenes wird nicht in die Lungen eingeatmet wird.

Bewußtlose sollen flach und ohne Kissen unter dem Kopf liegen. Es ist ein tiefsitzender Reflex, Bewußtlose hochzerren oder aufsetzen zu wollen. Einem Bewußtlosen darf niemals ein Getränk eingeflößt werden.

Gebrochene Gliedmaßen müssen vor einem Transport provisorisch geschient werden. Zur Schienung kann alles verwendet werden, was geeignet erscheint, eine Bruchstelle halbwegs ruhig zu stellen. Dazu müssen die „Schienen" zunächst einmal lang genug sein. Die Gelenke oberhalb und unterhalb des Bruches sollen mit einbezogen werden. Es können Holzstöcke, Bretter, gefaltete Pappe oder zusammengerollte Zeitungen, die mit Tüchern oder Streifen aus einem alten Hemd oder Gürteln an dem gebrochenen Glied befestigt werden, zur Schienung verwendet werden.

Der Verdacht eines offenen Knochenbruches besteht bereits, wenn sich über einem fraglichen Bruch eine Wunde befindet. Diese soll zumindest mit Gaze oder einem sauberen Tuch bedeckt werden. An Stellen, wo Knochen unmittelbar unter der Haut liegen wie am Ellenbogen, am Handgelenk und an den Knöcheln, soll bei der Schienung mit Watte oder Toilettenpapier etwas gepolstert werden.

Wunden entstehen durch Einwirkung einer Gewalt, welche die äußere Hautschicht durchtrennt. Da dies nicht mit einem sterilen Skalpell geschieht, sondern durch Nägel, Stacheldraht, Macheten oder Anstoßen an stumpfen Gegenständen, Straßenbelag etc., ist immer eine gewisse Verschmutzung gegeben.

Daher muß eine Wunde zunächst gereinigt werden. Anschließend sollen alle Keime, die sich noch in der Wunde befinden, möglichst abgetötet werden (Desinfektion). Danach erst können oder müssen einige Wunden verschlossen werden.

Die Naht einer Wunde, – die nur nach chirurgischer „Wundtoilette" bzw. Ausschneidung der Ränder vorgenommen werden darf –, ist Sache ausgebildeten Gesundheitspersonals, ebenso wie die manchmal nicht einfache Entscheidung, ob sie überhaupt angezeigt ist. Beispielsweise dürfen Wunden, die durch Hundebisse oder Hörner eines Stieres oder einer Ziege verursacht worden sind, nicht oder höchstens teilweise verschlossen werden. In solchen Wunden finden sich immer Gewebsschädigungen durch Quetschungen, und es kommt zu Eiterungen, die bei Wundverschluß nicht abfließen könnten. Das gleiche gilt für ältere Wunden (älter als 6–12 Stunden), für stark verschmutzte und für Schußwunden.

Auch die konservative Wundbehandlung mit Desinfektion, Verbänden etc. sollte zunächst Fachleuten überlassen werden. Langwierige Heilung, Spätfolgen durch Narbenbildung und Funktionseinschränkung sind bei unsachgemäßem Vorgehen zu befürchten, und besonders bei Verletzung im Gesicht oder an den Fingern manchmal schwerwiegend.

Kleine Hautverletzungen kann man oft selbst behandeln, z. B. das häufige „aufgeschlagene Knie" bei Kindern. Das wichtigste ist gründliches Säubern der Wunde durch Auswaschen mit warmem Seifenwaser und Desinfizieren, z. B.

mit Mercuchrom®. Bei oberflächlichen Kratzern und Schürfwunden ist oft nichts weiter vonnöten. Der sich bildende Schorf schützt vor Infektionen und man sollte ihn in Ruhe lassen, bis er von selbst abfällt. Heftpflaster oder Verband werden nötig bei etwas tieferen Riß-, Platz- oder Schnittwunden, da noch Blut oder Sekrete austreten. Der Verband schützt die schmerzempfindliche Wunde und unterstützt auch die der Heilung dienliche Ruhigstellung des verletzten Körperteils. Pflaster und Verbände müssen gewechselt werden, wenn sie feucht werden. Salben sind von untergeordneter Bedeutung, beugen aber dem Antrocknen der Verbände vor. Angetrocknete Verbände läßt man oft besser in Ruhe, vorsichtiges Ablösen nur nach Aufweichen mit warmem Wasser, Wasserstoffsuperoxyd o. ä.

Wenn die letzte Tetanusimpfung länger als fünf Jahre zurückliegt, muß sie aufgefrischt werden.

Auch nach korrekter Wundversorgung kann es zu einer in die Umgebung vordringenden Entzündung kommen: Rötung, Schwellung, pulsierender Schmerz sind die typischen Zeichen. Wenn die Wunde genäht wurde, staut sich Eiter an, die Fäden müssen dann entfernt werden. Die weitere Behandlung besteht in regelmäßiger Reinigung und Verbandswechseln.

Eine weitere Verschleppung von Wundkeimen in den Körper zeigt sich an einem roten schmerzhaften Streifen oberhalb der Wunde, d. h. beispielsweise am Unterarm, wenn sich eine Wunde an der Hand befindet. Dieses Zeichen wird laienhaft als „Blutvergiftung" bezeichnet. Es handelt sich in Wirklichkeit um eine Entzündung von Lymphgefäßen der Haut. Es gibt neben den Blutgefäßen, in denen das Blut kreist, ein weiteres Gefäßsystem im Körper, in dem sich Gewebsflüssigkeit befindet: das Lymphgefäßsystem. In dieses Gefäßsystem sind Filter eingebaut, die Krankheitserreger und kleine Fremdkörper abfangen sollen: die Lymphknoten. In den Lymphknoten findet sich ein erheblicher Teil der Krankheitsabwehr des Körpers, soweit sie durch Zellen geleistet wird. Wenn in einem Lymphknoten viele Erreger abgefangen werden, kann dieser anschwellen und tastbar oder gar sichtbar werden. Bei einer Verletzung an der Hand können schmerzhaft geschwollene Lymphknoten in der Ellenbeuge und in der Achselhöhle gefunden werden.

Wenn sich Zeichen einer „Blutvergiftung" (siehe oben) finden, muß das betroffene Glied hochgelagert und ruhiggestellt werden. Man sollte möglichst bald einen Arzt aufsuchen und, wenn dies nicht möglich ist, sofort mit einer antibiotischen Behandlung (z. B. Tetracyclin) beginnen.

Blutungen bei Verletzungen soll man zu stoppen versuchen. Die einfachste und sicherste Methode ist es, mit einem sauberen Tuch einen kräftigen, gleichbleibenden Druck auf die blutende Stelle auszuüben. Kleinere Sickerblutungen kommen damit nach fünf bis zehn Minuten zum Stehen. Stärker oder pulsierend blutende Wunden müssen länger zugepreßt werden – am besten mit einem Verbandpäckchen oder zusammengelegten Textilstück –, u. U. bis ärztliche Versorgung möglich ist. Wenn man weiß, wie es gemacht wird, kann man den Druck mit Finger oder Hand durch einen Druckverband ersetzen.

Das Abbinden von Gliedmaßen oberhalb der blutenden Stelle – in Erste-Hilfe-Anweisungen immer wieder erwähnt – ist nicht zu empfehlen. Es gelingt selten und ist nicht ungefährlich (Druckschädigung der Nerven, mangelnde Blutversorgung der Gewebe). – Es ist immer richtig, den betroffenen Körperteil hochzulagern.

Nasenbluten entsteht häufig im vorderen Teil der Nase. Daher kann zunächst versucht werden, durch aufrechtes Hinsetzen, einen kalten Umschlag im Nakken und zehn Minuten langes Zudrücken der Nase mit Daumen und Zeigefinger die Blutung zum Stehen zu bringen. Wenn dies nicht hilft, muß ein Arzt aufgesucht werden.

Was tun bei Fieber ?

Unter *Fieber* verstehen wir eine Erhöhung der Körpertemperatur über 37,6 °C (99 °F), sofern im Mund gemessen wird. Von hohem Fieber wird gesprochen, wenn die Temperatur 39 °C (102 °F) überschreitet. Bei Messungen unter dem Arm liegen die Temperaturen etwa 0,5 °C niedriger.

Auch wenn sich andere Erklärungsmöglichkeiten für das Fieber anbieten, muß in gefährdeten Gebieten immer daran gedacht werden, daß es sich um eine Malaria handeln kann. Auch eine regelmäßige Prophylaxe schützt nicht hundertprozentig vor dem Auftreten einer Malaria. Gelegentlich wird die Einnahme des Medikaments trotz aller guten Vorsätze vergessen oder durch Erbrechen oder Durchfall gestört. Es kann sich auch um einen resistenten Erregerstamm handeln.

Bis zum Beweis des Gegenteils wird jedes Fieber, das während des Aufenthalts in den Tropen und in den ersten Monaten nach der Rückkehr auftritt, zunächst als Malaria angesehen. Bei Verdacht muß auch ohne gesicherte Diagnose eine Malariabehandlung durchgeführt werden (siehe oben).

Fieber an sich – ob durch Malaria oder eine andere Infektion – ist ein Symptom, das nicht bekämpft werden muß, solange man sich einigermaßen wohlfühlt. Steigt jedoch beim Erwachsenen die Temperatur über 41°C oder beim (Klein-) Kind über 39 °C, so besteht die Gefahr, daß sogenannte Fieberkrämpfe auftreten. Das sind Krampfanfälle, die durch die überhöhte Temperatur ausgelöst werden und die insbesondere bei Wiederholungen zu Gehirnschädigungen führen können. Dann – oder wenn sich der Patient wegen des Fiebers sehr unwohl fühlt – sind fiebersenkende Maßnahmen geboten, von denen jede allein oder auch alle kombiniert ergriffen werden:

- Einen Fieberkranken ausziehen, möglichst in einen kühlen Raum bringen, nur mit einem Laken bedecken. Bei hohem Fieber kann man auch „Wadenwickel" machen. Hierzu werden Handtücher in kaltes Wasser getaucht und feucht um die Waden gewickelt. Wadenwickel müssen etwa alle 15–20 Minuten wiederholt werden.
- Im Raum sollte für Luftbewegung – beispielsweise durch Anstellen eines Ventilators – gesorgt werden.
- Viel zu trinken anbieten. Jedes Grad Celsius Temperaturerhöhung erhöht den Flüssigkeitsbedarf des Körpers eines Erwachsenen um mindestens einen Liter pro Tag.
- Auch einfache Schmerzmittel wie Acetylsalicylsäure (Aspirin®) und Paracetamol (ben-u-ron®) senken Fieber.

Was tun bei Durchfall?

Durchfall ist dünnflüssiger bis wässriger Stuhl, der mit vermehrter Häufigkeit, manchmal auch nur ein bis zweimal am Tag abgesetzt wird.

Als sogenannter **Reisedurchfall** („Montezumas Rache", „Hong-Kong-dog") ist er eine in der Regel sehr lästige, aber meist ungefährliche Erscheinung. Er wird durch regionale Varianten von Bakterien der normalen Dickdarmflora, mit denen man noch keine Berührung hatte, hervorgerufen. Meist bleibt man nicht lange von derartigen Durchfällen verschont, die sich in der ersten Zeit nicht selten wiederholen. Allmählich tritt eine Anpassung ein, doch bleibt eine gewisse Neigung zu Durchfällen häufig erhalten. Auch Sorgfalt bei der Zubereitung der Speisen (vor allem Gemüse vom lokalen Markt) kann sie nicht ganz ausschließen.

Zur Behandlung sollte man gleich mit einer erhöhten Flüssigkeitsaufnahme beginnen. Da neben Flüssigkeit auch Salze verloren gehen, müssen diese ebenfalls ersetzt werden. Das geschieht am besten durch die sogenannte WHO – Lösung oder „oral rehydration solution" (ORS), die überall, durch UNICEF verteilt, erhältlich ist. In Deutschland gibt etwas entsprechendes unter dem Namen Elotrans® in Apotheken. Man kann sich eine geeignete Lösung aber auch selbst herstellen: auf einen Liter Wasser kommen zwei gestrichene Eßlöffel Zucker und ein halber Teelöffel Salz. Wer doppeltkohlensaures Natron im Haus hat, kann auch 1/4 Teelöffel davon und 1/4 Teelöffel Salz benutzen. Die Lösung darf nicht salziger als Tränenflüssigkeit schmecken. Der Geschmack des Getränks kann mit Orangensaft, Limettensaft und Zitronensaft verbessert werden. Kokosnußwasser (wässeriger Inhalt frischer Kokosnüsse) kann ebenfalls zugesetzt werden. Dieses ist auch für sich allein ein erfrischendes und bei Durchfall hilfreiches Getränk. Auch Colagetränke, aus denen die Kohlensäure herausgequirlt wurde, können zum Flüssigkeitsersatz verwendet werden.

Sehr günstig wirkt sich Bettruhe aus. Es ist besser, zwei bis drei Tage zu ruhen und die Attacke auszukurieren, als keine Rücksicht zu nehmen und u.U. wochenlang die Durchfälle nicht loszuwerden.

Fasten ist nicht notwendig und eher schädlich. Allerdings sollte man sich leicht ernähren mit kleinen, eher häufigen Portionen. Keine stark gewürzten oder fetten Speisen! Hühnerbrühe und Säfte sind eher zu empfehlen.

Medikamente spielen bei Behandlung einfacher Durchfälle keine Rolle. Kohletabletten und „Durchfallmittel" können zwar die Symptome kurzfristig stoppen, beseitigen aber nicht die Infektion. Loperamid z. B. (Imodium®) wirkt durch eine Lähmung der Darmbewegungen, wodurch die Häufigkeit der Ausscheidungen gesenkt wird. Die endgültige Heilung wird aber eher verzögert, da die Erreger und ihre Toxine (Gifte) im Darm bleiben. Diese Mittel sind nur in manchen Situationen, wenn häufige Durchfälle eine besondere Störung darstellen, z. B. auf einer Busreise, eine kurzfristige Hilfe.

Mit den allermeisten Durchfallepisoden wird man auf die beschriebene Weise fertig. Wenn sie jedoch länger dauern, wenn sie das Allgemeinbefinden in Mitleidenschaft ziehen oder zu stärkerem Gewichtsverlust führen, wenn Erbrechen, Fieber, Leibschmerzen hinzukommen, sollte man einen Arzt aufsuchen. Beimengungen von Blut oder Schleim deuten auf Amöben oder (sehr selten) auf Ruhrbakterien (Shigellen) als Erreger hin, die gezielt behandelt werden müssen. Auch ernstere nicht infektiöse Dickdarmkrankheiten (Colitis) sind möglich.

Durchfälle, besonders in Verbindung mit Fieber, müssen in den Tropen immer auch an eine Malaria denken lassen!

Kleinkinder sind durch Durchfälle schneller in Gefahr als Erwachsene. Flüssigkeitsersatz durch Zucker/Salz-Lösung muß unverzüglich reichlich und häufig angeboten werden, und mit einem Besuch beim Arzt sollte man nicht lange zuwarten. Kinder können Durchfall oder Erbrechen haben bei Krankheiten, die überhaupt nichts mit dem Darm zu tun haben, wie Mittelohrentzündung, Lungenentzündung, Mandelentzündung usw. Daran soll immer gedacht werden, wenn ein Kleinkind Durchfall hat.

Wenn mehrere Personen nach einer gemeinsamen Mahlzeit, nach einem Fest wie beispielsweise einer Hochzeit erkranken, so spricht dies für eine **Nahrungsmittelvergiftung**. Diese wird durch Bakteriengifte verursacht. Die Gifte wirken unmittelbar nach der Aufnahme ins Blut.

Krankheitszeichen ist Erbrechen, dem bald Durchfall folgt. Die Erkrankung kann recht schwer sein, ist aber andererseits auch sehr kurz. Die Symptome hören auf, sobald die Bakteriengifte ausgeschieden oder neutralisiert worden sind. Da es dem Kranken sehr schlecht geht, wird man schnell einen Arzt hinzuziehen. Lebensmittelvergiftung nach Genuß verdorbener Konserven kann lebensbedrohlich sein (Botulismus).

Zusammengefaßt ist bei Durchfällen folgendes zu beachten:

- Frühzeitige Flüssigkeitszufuhr in Form einer käuflichen oder selbst hergestellten Zucker/Salz-Lösung!
- Ruhe hilft!
- Bei Blut- oder Schleimbeimengung, bei Leibschmerzen, Fieber, stärkerem Gewichtsverlust, Störung des Allgemeinbefindens einen Arzt aufsuchen!
- Behandlung mit Medikamenten ist in den meisten Fällen unsinnig oder schädlich. Antibiotika und andere spezifische Medikamente können manchmal notwendig werden, sind jedoch vom Arzt zu verordnen.
- „Durchfallmittel", wie das in der Notfallapotheke enthaltene Imodium®, dienen nicht zur Behandlung sondern nur zur kurzfristigen Unterdrückung der Symptome.
- Bei Kindern sind Durchfälle gefährlicher als bei Erwachsenen. Nicht selten sind sie Ausdruck von anderen Krankheiten.
- Immer an die Möglichkeit einer Malaria denken!

Was tun bei Verstopfung?

Unter Verstopfung verstehen wir eine verzögerte Stuhlentleerung. Normalerweise wird 1–2 mal am Tag Stuhlgang abgesetzt. Die Grenzen sind ziemlich weit, auch nur 3–4 Stuhlentleerungen pro Woche sind noch „normal".

Eine chronische Verstopfung, die nicht bereits aus der Kindheit herrührt, entwickelt sich beim Erwachsenen meist aus einer vorsätzlichen Unterdrückung des Entleerungsreflexes, die sich nach einiger Zeit automatisiert und verstärkt. Diese Unterdrückung kann zustandekommen durch nichtakzeptable Toilettenverhältnisse oder sie kann auch durch Unsicherheit in einer ungewohnten Umgebung hervorgerufen werden.

Die Unterdrückung des Entleerungsreflexes führt dazu, daß das Gefühl für den Füllungszustand des Enddarms schwindet und sich dadurch größere Mengen eines harten Stuhls im Enddarm ansammeln. Zur Behandlung ist es wichtig, möglichst auf jeden Stuhldrang zu reagieren und ihn nicht zu unterdrükken. Darüberhinaus soll eine faserreiche Nahrung aufgenommen werden. Kassava, Kartoffeln, wenn möglich Vollkorn sowie Obst und reichlich Getränke. Nur ausnahmsweise sollte man mit einem Abführmittel, z. B. Dulcolax®, nachhelfen.

Was tun bei Husten?

Husten ist ein Reflex: der Körper versucht, sich durch Husten von Schleim, Eiter oder Fremdkörpern in den Luftwegen zu befreien. Husten tritt am häufigsten im Rahmen von Erkältungskrankheiten (Grippe) auf. Erkältungskrankheiten werden meistens durch Viren hervorgerufen, d. h. daß nur eine Behandlung möglich ist, deren Ziel in einer Linderung der Symptome liegt.

Wie bei allen Erkrankungen der Luftwege soll jemand, der hustet:
* das Rauchen einstellen. Rauchen reizt die Schleimhäute der Bronchien und verzögert die Heilung.
* Viel trinken! Eine erhöhte Zufuhr von Wasser hilft, Schleim in den Luftwegen flüssiger zu machen. Dadurch wird das Abhusten erleichtert.
* Auch Inhalationen mit Zusatz von Eukalyptus, Kamille o. ä. sind hilfreich.

Trockener Reizhusten kann – vor allem bei Kindern – so störend werden und besonders die Nachtruhe so sehr beeinträchtigen, daß es nötig werden kann, den Hustenreiz mit Codeintropfen o. ä. zu unterdrücken.

Grünlicher oder zähgelber Auswurf ist Zeichen einer bakteriellen Infektion der Bronchien. Hier ist die Gabe eines Antibiotikums zu überlegen, besonders wenn dieses Symptom zunimmt oder über längere Zeit besteht.

Wenn zusätzlich zum Husten Schmerzen oder Luftnot bestehen, wenn Blut im Auswurf ist oder wenn ein Husten länger als eine Woche dauert, muß ein Arzt aufgesucht werden.

Was tun bei Erbrechen?

Erbrechen kann praktisch jede schwerere Erkrankung begleiten, die mit Fieber oder Schmerzen einhergeht. Gelegentlich kann auch explosionsartiges Erbrechen unmittelbar nach einer verdorbenen Mahlzeit auftreten. Erbrechen kann auch ein hervorstechendes Symptom von Hepatitis, Malaria, Keuchhusten und auch Begleiterscheinung einer Schwangerschaft sein. Wenn ein Erbrechen länger als 24 Stunden anhält, soll ein Arzt aufgesucht werden. Bis dahin soll man versuchen, die Flüssigkeitsverluste durch schluckweises Trinken von Kokosnuß-wasser, „WHO-Lösung" oder leichtem Tee zu ersetzen. Es ist am besten, unmittelbar nach dem Erbrechen zu versuchen, eine kleine Menge zu trinken. Wer bricht, sollte nichts Festes essen, man kann allenfalls versuchen, eine leichte Brühe aufzunehmen.

Es gibt auch einige Medikamente, die beim Erbrechen sehr hilfreich sein können, z. B. Metoclopramid-HCL (Paspertin®). Dieses Medikament gibt es auch als Zäpfchen.

Was tun bei Schmerzen?

Schmerzen gehören zu den frühesten Zeichen, die unser Körper uns gibt, um eine Gesundheitsstörung anzuzeigen. Sie sind ein Schutzmechanismus. Zum Beispiel sind die Verstümmelungen von Händen und Füßen, die wir bei Leprakranken sehen können, oft auf eine gestörte Schmerzempfindung zurückzuführen. Bei Lepra werden Schmerzen durch Verletzungen oder Verbrennungen nicht an das Gehirn weitergemeldet und somit Schutzmechanismen des Körpers außer Kraft gesetzt. Ein Leprakranker zuckt eben nicht mehr automatisch zurück, wenn ein Fuß ins Feuer gerät.

Wohl jeder möchte von einem quälenden Schmerz befreit werden. Aber alleinige Schmerzbekämpfung ohne weitergehende Überlegungen ist nur in ganz seltenen Fällen angebracht. Beispielsweise, wenn an einem Sonntag Zahnschmerzen auftreten und der Zahnarzt erst am Montag erreichbar ist.

Grundsätzlich bleibt Schmerz aber ein Warnzeichen, das uns dazu veranlassen sollte, nach einer Ursache für den Schmerz zu suchen und diese zu behandeln oder behandeln zu lassen. Aus diesem Grund ist in der „DED-Apotheke" nur ein einfaches Schmerzmittel wie Acetylsalicylsäure (Aspirin®) beziehungsweise Paracetamol (ben-u-ron®) enthalten.

Acetylsalicylsäure (ASS, Aspirin®) kann in einer Dosierung von 0,3 bis 0,5 g alle vier Stunden von Erwachsenen gegen alle Arten, außer Magenschmerzen, genommen werden. Die Dosierung für Kinder ist entsprechend zu reduzieren. Säuglinge sollten keine Präparate bekommen, die Acetylsalicylsäure enthalten.

Paracetamol (ben-u-ron®) kann Kindern ab 6 Jahren in einer Dosierung von 2–3 mal täglich 500 mg gegeben werden. Paracetamol ist in Kinder- und Kleinkinderzäpfchen („Fieberzäpfchen") enthalten.

Acetylsalicylsäure wirkt nicht gut bei „kolikartigen" Schmerzen: das sind Schmerzen, die in ihrer Stärke zunehmen und wieder abnehmen und nach einer Weile wiederkehren. Kolikartige Schmerzen treten auf bei Erkrankungen der Gallenblase (Schmerz im rechten Oberbauch, etwa dort, wo eine Senkrechte von der Brustwarze gefällt den Rippenbogen schneidet) und bei Nierensteinleiden

(Schmerzen im Rücken, neben der Wirbelsäule, der bei Einklemmung eines Steins in die Leisten und weiter in Schamlippen oder Hoden ausstrahlt). Für diese Art von Schmerzen eignen sich z. B. Zäpfchen von Buscopan®. Dieses Mittel soll wegen der möglichen schweren Nebenwirkungen wirklich nur im Notfall und auf keinen Fall längerfristig genommen werden.

Bei Halsschmerzen kann man mit ein bis zwei im Wasser aufgelösten Aspirintabletten zunächst gurgeln und die Lösung hinunterschlucken.

- Bei Schmerzen, die länger als einen Tag anhalten,
- bei Schmerzen, die häufiger wiederkehren und
- wenn starke Schmerzen bestehen, muß ein Arzt aufgesucht werden.

Was tun bei Ausfluß?

Hat ein *Mann* Ausfluß (Austritt eitrigen Sekrets aus der Harnröhre), hat er sich mit großer Wahrscheinlichkeit mit einer Gonorrhoe infiziert. Er muß daher mit seinem Geschlechtspartner einen Arzt aufsuchen, der ihn wahrscheinlich mit Penicillin behandeln wird. Wenn nach einer „Penicillinkur" noch Beschwerden beim Wasserlassen bestehen bleiben, heißt das nicht, daß gleichzeitig mit der Gonorrhoe Erreger einer Harnröhrenentzündung (NGU; siehe oben) übertragen wurden. Deshalb soll ein *Mann* nicht dem Arzt mißtrauen, sondern erneut hingehen und sich (mit einem anderen Antibiotikum) erneut behandeln lassen.

Hat eine *Frau* Ausfluß aus der Scheide (schleimiges oder eitriges Sekret) so kann es sich um verschiedene Erkrankungen handeln.

- Ist der Ausfluß anfangs schaumig, übelriechend, gelblich oder weiß, besteht Brennen beim Wasserlassen und Juckreiz in der Scheide, so handelt es sich häufig um einen Befall mit Trichomonaden, eine durch Geschlechtsverkehr übertragbare Besiedlung der Scheide mit Einzellern. Wie bei allen durch Geschlechtsverkehr übertragbaren Krankheiten müssen alle Intimpartner behandelt werden. Ein Problem der Trichomoniasis ist, daß Männer häufig völlig frei von Symptomen sind und daß andererseits auch bei Frauen die oben beschriebenen Symptome nach Monaten verschwinden, obwohl sie noch Trichomonaden beherbergen und verbreiten. Die *Behandlung* kann mit Vaginalduschen (3 Teelöffel Essig auf 1 Liter gekochten Wassers) bis zu 3 x täglich durchgeführt werden.
- Metronidazol (Clont®, Flagyl®) 250 mg 3x täglich an 7 aufeinanderfolgenden Tagen ist außerordentlich wirksam. Metronidazol darf in der Schwangerschaft nicht angewandt werden. Während einer Behandlung mit Metronidazol und

24 Stunden darüber hinaus darf kein Alkohol getrunken werden, da Metronidazol eine Alkoholunverträglichkeitsreaktion auslöst.

- Ist der Ausfluß bei der Frau weiß und krümelig, dann handelt es sich wahrscheinlich um eine Besiedlung mit Hefen (Soor). Dies kommt besonders in der Schwangerschaft und beim Gebrauch von Antibiotika vor. Die *Behandlung* besteht aus mehrfach täglich wiederholten Scheidenduschen mit Essigwasser (s.o.) Medikamentös helfen „Nystatin-Vaginaltabletten®". Je eine davon wird 14 Tage lang abends in die Scheide eingebracht.

- Ist der Ausfluß dick, milchig, ranzig riechend, kann es sich um eine bakterielle Infektion handeln. In diesem Fall sollte ein Arzt aufgesucht werden, ebenso bei blutigem oder wässrig-braunem Ausfluß, der übel riecht.

- Schmerzen oder Brennen beim Wasserlassen, häufiges Wasserlassen und gelegentlich ein leichter wässerig-eitriger Ausfluß sind bei der Frau oft die einzigen Zeichen einer Gonorrhoe.

- Brennen beim Wasserlassen kann auch Ausdruck einer harmlosen Reizung von Blase und Harnröhre sein. Es wird empfohlen, viel Flüssigkeit zu trinken. Wenn die Beschwerden länger als zwei oder drei Tage bestehen, sollte Frau nicht länger an eine einfache Blasenreizung denken, sondern einen Arzt aufsuchen.

Was tun bei Furunkel?

Ein Furunkel ist eine dicke, rote schmerzende Beule. Die Entzündung geht häufig von einem Haarbalg aus, breitet sich in das umliegende Gewebe hinein aus und bildet einen kleinen Abszeß, d. h. eine eitrige Gewebseinschmelzung. Es kann nur dringend vor Manipulationen wie dem beliebten „Ausdrücken" gewarnt werden. Wenn man unbedingt etwas tun will, kann man anfangs versuchen, mit einer „Zugsalbe" (Ichthyol®) zu behandeln. Auch warme Bäder oder Kompressen (3x täglich) fördern die Einschmelzung.

Wenn die Haut dünner wird und sich eine kleine gelbliche Stelle zeigt (wo der Eiter durch die Haut hindurchzusehen ist), hat sich der Furunkel, wie man sagt, „markiert". In diesem Fall kann noch immer ein natürlicher Abfluß des Eiters nach außen abgewartet werden. Wenn möglich sollte der Eiter jedoch jetzt durch einen kleinen Einschnitt mit einem Skalpell abgeleitet werden. Üblicherweise wird für einige Tage ein Docht oder eine Lasche in die Wundhöhle eingelegt, damit der Eiter vollständig abfließt und die Wunde von der Tiefe her zuheilen kann. Eine Reinigung der Wunde mit Wasserstoffperoxid zweimal täglich ist empfehlenswert.

Gefährlich sind Furunkel, die an Oberlippe, Wangen, Augenlidern oder Nase sitzen. Der Blutabfluß aus diesem Gebiet hat Verbindung mit einem größeren Blutgefäß im Inneren des Kopfes. Daher besteht bei allen Manipulationen in diesem Gebiet die Gefahr der Verschleppung infektiösen Materials in das Gehirn. Wenn sich ein Furunkel in diesem Bereich bildet, muß man einen Arzt aufsuchen. Häufig muß aus Sicherheitsgründen ein Antibiotikum eingesetzt werden.

Was tun bei Augenverletzungen?

Patienten mit scharfen Augenverletzungen (Stich oder Schnitt) müssen in jedem Fall in eine Klinik. Das verletzte Auge soll ganz leicht (ohne Druck) mit etwas Gaze bedeckt und mit einer Augenklappe geschützt werden.

Eine stumpfe Verletzung (Faustschlag) und gelegentlich auch ein stärkerer Husten kann zum Platzen eines kleinen Blutgefäßes unter der Bindehaut führen. Durch den Blutaustritt unter die Bindehaut sieht das Auge rot und ausgesprochen gefährdet aus. Diese Art von Unterblutungen beschränken sich tatsächlich auf den Bereich der Bindehäute, d. h., daß der Bereich der Regenbogenhaut (Iris) völlig frei von Blut ist. Die Pupille ist rund, genau so weit wie die des gesunden Auges und verengt sich prompt bei Lichteinfall. Das Sehvermögen ist nicht gestört.

In diesem Fall ist eine Behandlung nicht möglich und nicht nötig. Das Blut unter der Bindehaut wird ohne Rückstände in wenigen Wochen abgebaut.

Eine „Bindehautentzündung" ist häufig nur eine Reizung der Bindehäute, etwa durch Staub oder Sonnenlicht. Das Auge ist gerötet, kann schmerzen und tränt. Am besten hilft Ruhe bzw. Schlafen. Bei eitriger Absonderung, die zu verklebten Augen beim Aufwachen führt, sind antibiotische Augentropfen (z. B. Kanamytrex®) erforderlich.

Was tun bei Tollwutverdacht?

Tollwut ist eine Viruskrankheit, die immer zum Tode führt. Die Viren werden durch Speichel eines tollwütigen Tieres auf den Menschen übertragen (Lecken oder Biß). Überträger sind in etwa 95 Prozent der Fälle Hunde. Nach Vermehrung an der Eintrittsstelle „wandern" die Viren in den Nerven entlang ins Gehirn. Diese Wanderung erklärt die Inkubationszeit (Zeit zwischen Biß und Auftreten von Krankheitserscheinungen) von mehreren Wochen bis Monaten.

- Jede Bißwunde muß ausgiebig mit viel Wasser und Seife geschrubbt und, falls vorhanden, mit einem Hautdesinfektionsmittel behandelt werden.
- Die Wunde muß offen bleiben, also keine Naht und kein dichter Verband.
- Das verdächtige Tier soll gefangen und eingesperrt werden. *Vorsicht*: der Speichel eines tollwütigen Tieres ist hoch infektiös.
  Bereits an Tollwut erkrankte Hunde oder Katzen sterben innerhalb von 14 Tagen. Ist ein Hund oder eine Katze nach 14 Tagen noch am Leben, so war der Tollwutverdacht unbegründet. Diese Regel gilt aber nicht für andere Tierarten.
- In jedem Verdachtsfall muß die Impfung eines Gebissenen unverzüglich, möglichst bereits am Tage des Bisses begonnen werden.

Ganz wichtig ist, daß auch Personen, die bereits über eine gültige Tollwutimpfung verfügen, nach dem Kontakt mit einem tollwütigen Tier erneut (wenn auch nur mit zwei Injektionen) nachgeimpft werden müssen! Die Gabe von Hyperimmunglobulin ist in diesen Fällen nicht nötig. (Siehe Tollwutschutzimpfung!).

XII Insekten

Ameisen

Ameisen haben keine medizinische Bedeutung in dem Sinn, daß sie Krankheiten übertragen würden. Einige Arten beißen schmerzhaft.

Ameisen können aber eine erhebliche Belästigung darstellen. Es ist wirklich erstaunlich, wie schnell Ameisen in großer Zahl praktisch aus dem Nichts erscheinen, wenn sich beispielsweise Zucker auf dem Tisch befindet. Für die Aufbewahrung speziell von Zucker, sind die „Weckgläser", deren Deckel mit einem Metallbügel festgeklemmt werden kann, sehr geeignet. Auch gerade im Hinblick auf Ameisen bewährt sich das Prinzip (peinlicher) Sauberkeit.

Wenn Ameisen ihren Bau ausgerechnet im Saatbeet bauen wollen, kann man sie dazu bewegen weiterzuziehen, indem man einen Stock in den Bau sticht.

Fliegen

Fliegen sind eine Gruppe zweiflügeliger, durchaus verschiedenartiger Insekten.

Zweifellos am wichtigsten ist die „gemeine Stubenfliege", die durch ihre Gewohnheit, unterschiedslos Nahrungsmittel aber auch Exkremente zu verspeisen und zwischen beiden Quellen zu wechseln, auf mechanische Weise Überträger insbesondere von Erkrankungen der Verdauungsorgane wie Typhus oder Ruhr sein kann. Fliegen können sich rasend schnell vermehren. Sie können kurzgehalten werden durch eine ordnungsgemäße Abfallbeseitigung und einfache Maßnahmen, wie es das Bedecken des Abzugs eines Plumpsklos mit einem Fliegengitter ist.

Vorräte sollen vor Fliegen geschützt werden. Saisonal können Fliegen eine derartige Belästigung werden, daß Fliegenklatsche und die bekannten Fliegenstreifen, notfalls auch chemische Fliegenmittel benötigt werden.

Außer der Stubenfliege gibt es *Schwarze Fliegen* (Simulium). Dies sind schwarze, bucklige Fliegen von wenigen Millimeter Länge. Ihre Larven entwickeln sich im bewegten Wasser (Flüsse, Überlauf von Staudämmen). Ihre Bisse sind schmerzhaft. In Afrika übertragen schwarze Fliegen den Erreger der Flußblindheit (Onchozerkose).

Schmeißfliegen („Mistfliegen") sind deshalb von Bedeutung, weil sie ihre Eier in rohe oder gekochte Nahrungsmittel oder Abfall legen, oder auch in Wunden, wo sich dann Maden entwickeln.

Eine andere Fliegenart, die *Tumbufliege*, ist in Afrika südlich der Sahara verbreitet. Sie legt Eier auf den Sandboden ab, aber auch auf Wäsche, die zum Trocknen ausgebreitet wurde. Die Fliegeneier auf der Kleidung entwickeln sich bei Körperwärme rasch zu Larven, die sich in die Haut bohren, wo sie innerhalb von 8–9 Tagen heranreifen. Sie bieten das Bild von kleinen Abszessen. In einer Gegend, in der Tumbu-Fliegen häufig sind, sollte die Wäsche (auch Unterwäsche) gebügelt werden, da die Eier durch die Hitze zerstört werden.

Die kleinen schwarzen Punkte in der Mitte der „Abszesse", welche die Fliegenlarven hervorrufen, stellen die Ausgänge der Atmungsorgane der Maden dar. Wenn man darauf Vaseline oder eine Fettcreme aufbringt, werden die Maden dazu veranlaßt, die Haut zu verlassen.

Als letzte sei die *Tse-tse-Fliege* (Glossina) erwähnt. Diese kräftige Fliege ist etwa doppelt so groß wie die Stubenfliege. In Ruhe legen Tse-tse-Fliegen beide Flügel übereinander, wie die Blätter einer Schere. Tse-tse-Fliegen übertragen in Afrika die Schlafkrankheit. Die Fliegen beißen am Tage in der Nähe von Büschen und Laubbäumen, besonders dem Uferbewuchs von Flüssen und Seen.

Flöhe

Diese Parasiten von Menschen und Tieren gehören verschiedenen Arten an. Sie sind Ursache einer starken Hautirritation durch ihre Stiche, die auf der menschlichen Haut als kleine rote Pünktchen ohne wesentliche Schwellung, aber mit starkem Juckreiz erscheinen. Flöhe leben gern in dunkler schmutziger Umgebung. Sie reisen nicht gern. Wenn auf einem Hund drei Flöhe gefunden werden, so kann angenommen werden, daß die 25fache Anzahl dort lebt, wo der Hund sein Lager hat. Daher muß mit einem Flohpuder sinnvollerweise sein Lager bestäubt werden.

Einige Arten von Rattenflöhen können Pest von Ratten auf Menschen übertragen (siehe unten). In jedem Fall erkranken zunächst die Ratten an der Pest, ehe Menschen betroffen werden.

Sandflöhe (Jiggers) können eine üble Belästigung darstellen. Das schwangere Weibchen ist in der Lage, sich durch die menschliche Haut zu bohren, meistens an den Füßen, wo der Floh sich dann bis zur Größe eines Reiskornes entwickeln kann. Man kann Sandflöhe durch Barfußlaufen in Gebieten bekommen, wo Sandflöhe heimisch sind (Amerika, weite Teile Afrikas und die Westküste Indiens).

Die Behandlung erfolgt „mikrochirurgisch", indem die befallene Stelle mit einer Nadel geöffnet wird und der Floh im Ganzen entfernt wird. Einheimische besitzen große Fertigkeit in der Entfernung von Sandflöhen.

Läuse

Filzläuse werden überwiegend beim Geschlechtsverkehr übertragen. Sie leben zwischen den Schamhaaren (aber auch in Bart und Augenbrauen). Filzläuse übertragen keine Krankheiten, verursachen aber einen starken Juckreiz. Sie können höchstens einen Tag ohne den Menschen leben.

Kopfläuse leben auf dem behaarten Kopf. Sie werden direkt von Mensch zu Mensch übertragen (Schulen, Friseure). Beim Befall mit Kopfläusen finden sich im Haar kleine weiße Pünktchen (Nissen), das sind die an die Haare geklebten Läuseeier. Sie können mit einem extra feinen Kamm (Läusekamm) entfernt werden. Kopfläuse verursachen einen außerordentlich starken Juckreiz. Eine insektizidhaltige Lotion in die Haare eingerieben wirkt besser als ein Shampoo. Diese Anwendungsform muß häufig wiederholt werden.

Als Überträger von Krankheiten kommt in erster Linie die *Kleiderlaus* in Frage. Im Gegensatz zu den anderen Läusen lebt die Kleiderlaus mehr in der Kleidung als auf dem Menschen und kommt daher dort nicht vor, wo Menschen wenig Kleidung tragen. Sie legt ihre Eier gern in rauhe Fasern (Wolle). Kleiderläuse übertragen die Erreger des Rückfallfiebers und des Fleckfiebers.

Regelmäßiges Wechseln und Waschen der Kleidung reduziert die Wahrscheinlichkeit, daß die Kleiderläuse zurückkommen. Die Besiedlung mit Kleiderläusen erfolgt, wenn viele Menschen gedrängt aufeinanderleben wie bei Hungersnöten und in Gefangenenlagern.

Mit einer Lotion, die 0.5 % Malathion enthält, kann man außer den Läusen auch die Eier abtöten. Am besten wirkt eine Kombination von Pyrethrin mit Piperonyl Butoxid (RID®).

Alle Läuse sind empfindlich gegen Lindan, wie in Jacutin® enthalten. Lindan sollte nur noch benutzt werden, wenn andere ungefährlichere Mittel nicht erhältlich sind.

Bettwäsche, Bettzeug, Kleidung, Kämme und Haarbürsten sollen gewaschen und in der Sonne getrocknet werden.

Milben

Es gibt viele verschiedene Arten dieser winzigen Tierchen. Am wichtigsten sind die Hausstaubmilben, die verantwortlich für die Auslösung von Allergien sind, und die Krätzmilben, welche die oberste Schicht der menschlichen Haut bewohnen können und die „Krätze" hervorrufen (siehe oben). Krätzmilben werden durch direkten Hautkontakt, aber auch durch Bettzeug oder Kleidung übertragen.

Kakerlaken (Schaben)

Einzelne Kakerlaken kommen überall vor, besonders in Küchen oder an Plätzen, wo Nahrungsmittel aufbewahrt oder zubereitet werden. Massenhaftes Auftreten von Kakerlaken ist ein Hinweis auf unzureichende Sauberkeit, ungenügende Aufbewahrung von Lebensmitteln oder schlechte Abfallbeseitigung. Kakerlaken werden je nach Art bis über 5 cm lang und tragen ein sehr charakteristisches langes Fühlerpaar. Sie übertragen keine Krankheiten, hinterlassen aber überall ihren Kot.

Kontrollmaßnahmen umfassen die sichere Verwahrung von Nahrungsmitteln und die Abdichtung von Abwasseranlagen mit Fliegendraht. Gegen chemische Mittel sind viele Kakerlaken resistent. Chemische Mittel (Baygon®) werden gegen Laufstrecken und Ruheplätze der Kakerlaken eingesetzt, die besonders unter festen Möbeln (Einbauschränke, Abwaschbeckenverkleidung), Herden, Kühlschränken und neben Mülleimern und Abwassergittern sind. Selbstverständlich müssen Lebensmittel vor Anwendung eines derartigen Mittels sicher verwahrt werden und der Raum sollte vorübergehend geräumt und geschlossen werden können.

Stechmücken (Moskitos)

Wenn von gefährlichen Tieren in den Tropen die Rede ist, denken die meisten Menschen an Löwen oder Büffel, vielleicht auch an Schlangen oder Skorpione, aber mit großer Wahrscheinlichkeit nicht an Tiere, welche die meisten Opfer fordern, nämlich die Stechmücken. Ihre etwa 1.600 Arten sind weltweit verbreitet. Sie legen ihre Eier auf Wasser ab, aus denen sich innerhalb von 10 Tagen die nächste Generation von Moskitos über ein Larven- und Puppenstadium entwickelt. Bei Trockenheit und im Winter können die Eier lange Zeit ruhen. Die Mückendichte hängt entscheidend von passenden Wasseransammlungen als Brutplätzen ab.

Abgesehen davon, daß die Mückenstiche irritierend jucken und sich auch entzünden können, übertragen viele Moskitos auch Krankheitserreger.

Da die „Malariamücken" (Anopheles) nur zwischen Sonnenuntergang und Sonnenaufgang stechen, ergeben sich bestimmte Maßnahmen zur Verbesserung des persönlichen Schutzes (siehe Malaria). Gegen einige Mückenarten, die tagsüber im Haus ruhen (im Dunkeln unter Möbeln), kann das gelegentliche Versprühen von Insektenmittel hilfreich sein. Wichtig ist die Überwachung der Umgebung im Hinblick auf mögliche Brutplätze. Alle Mittel, die Moskitolarven abtöten, sind auch für Fische und andere Wassertiere gefährlich.

Wanzen

Bettwanzen kommen weltweit vor. Im Gegensatz zu Läusen, die auf einem Menschen leben, bewohnen Wanzen Wohnungen und können dort durch die Kleidung eines Besuchers angesiedelt werden. Wanzen leben tagsüber in kleinen Mauerrissen, im Strohdach, hinter Bildern, in Matratzen, Spalten und Möbeln usw. und kommen nur nachts heraus, um vom nächsten Schläfer Blut zu saugen. Die Stiche zeigen sich als etwa 1 cm große rote schmerzende Stellen. *Bettwanzen* übertragen keine Krankheitserreger. Da sie gegen viele Insektizide resistent geworden sind, soll man sich zur Bekämpfung von Wanzen lokal beraten lassen. In Mexico, Zentral- und Südamerika leben sogenannte *Raubwanzen*, die die Chagas-Krankheit übertragen. Raubwanzen sind 2–4 cm lange blutsaugende Insekten, die Erreger der Chagas-Krankheit mit ihrem Kot ausscheiden, den sie absetzen, während sie Blut saugen. Dies geschieht nachts typischerweise im Gesicht eines in seine Decke gewickelten Menschen. Die Erreger werden später durch Kratzen in die Stichwunde eingerieben. Die Stiche sind nicht schmerzhaft. Chagas tritt bevorzugt dort auf, wo die Bewohner ländlicher oder städtischer Gebiete in ärmlichen Behausungen leben. Dächer und rissige Wände von palmenblätterbedeckten Hütten sind die Wohnstätten der Raubwanzen. Man sollte in solchen Hütten nicht auf dem Fußboden schlafen. Die Benutzung einer Hängematte in Verbindung mit einem Moskitonetz bietet einen ausreichenden Schutz vor dem Kontakt mit Raubwanzen. Risse und Spalten in Wänden sollten verputzt werden.

Zecken

Zecken befallen in erster Linie Tiere, aber gelegentlich auch Menschen. Sie sind Überträger vieler durch Viren, Rikettsien oder Bakterien verursachte Krankheiten. Zecken heften sich mit ihren Beißwerkzeugen in die Haut, saugen einige Tage lang Blut, was zu sichtbarer Vergrößerung führt, und fallen dann von allein wieder von der Haut ab. Da die Beißwerkzeuge völlig in die Haut eintauchen, sind Zecken schwer zu entfernen. Sie sollten mit einer Pinzette vorsichtig herausgezogen werden. Geschieht dies unachtsam, bleiben oft Teile in der Haut zurück, die langwierige Entzündungen verursachen können. Massenhafter Befall mit Larven oder ganz kleinen Zecken, der gelegentlich vorkommt, kann mit Jacutin® Creme behandelt werden.

XIII Giftige Tiere

Wie schon erwähnt, fordern die durch Stechmücken übertragenen Erkrankungen die meisten Opfer in den Entwicklungsländern.

Größere Furcht herrscht aber vor Tieren, die seit alters her bei vielen Menschen eine gewisse Abscheu erregen, wie Schlangen oder Spinnen. Sie mobilisieren tief sitzende Ängste, die die wahre Bedeutung dieser giftigen Tiere weit übersteigen. Im folgenden wird eingegangen auf:

- Schlangen
- Skorpione
- Spinnen
- Wespen und Bienen

Schlangen

Auch im Fall der Schlangenbisse trifft es zu, daß ein typisches Tropenrisiko für den Ausländer eine wesentlich geringere Rolle spielt als für die einheimische Bevölkerung, da Lebensbedingungen und Wohnverhältnisse ihn von dem Kontakt weitgehend abschirmen. Da es zu diesem Bereich aber immer Fragen gibt, und durchaus unterschiedliche Tips und Ratschläge im Umlauf sind, wollen wir einen Überblick geben und das gesicherte herausstellen.

Über die Häufigkeit von Schlangenbissen in den Tropen gibt es nur wenige verläßliche Angaben. Da sie überwiegend in ländlichen Regionen vorkommen und anscheinend die Behandlung weithin durch traditionelle Mediziner stattfindet, ist die Erfassung ungenau. Man schätzt immerhin, daß z. B. in Westafrika um die 20.000 Menschen jährlich an Schlangenbissen sterben. Bisse giftiger Schlangen dürften um das hundertfache häufiger sein. Bei etwa der Hälfte dieser Zahl treten keine Vergiftungszeichen auf, da kein oder zu wenig Gift eingespritzt wird. Präziser sind die Angaben aus den USA, dort werden jährlich 45.000 Schlangenbisse registriert, davon 7.000 durch Giftschlangen. Von diesen 7.000 Giftschlangenbissen sind 0,1 bis 0,2 % tödlich.

Schlangen sind scheue Tiere, die meistens nachts auf Jagd gehen. Die ungiftigen Natternarten sind Tagtiere. Dem Menschen werden Schlangen nur gefährlich, wenn sie sich selbst bedroht fühlen, z. B. wenn man auf sie tritt. Allerdings haben Schlangen keine Scheu vor menschlichen Siedlungen und man kann ihnen unvermutet in der Nähe des Hauses begegnen.

Am aktivsten sind Schlangen bei Temperaturen zwischen 21 °C und 32 °C. Sie erreichen etwa 15 Kilometer pro Stunde Höchstgeschwindigkeit. Die Geschwindigkeit beim Zuschlagen liegt bei 80 km/h.

Giftschlangen kennzeichen sich durch ihre Fangzähne, zwei größere Zähne mit einer Furche oder einem Kanal zum Weiterleiten des Gifts. Nichtgiftige Schlangen haben annähernd gleichgroße Kompaktzähne im Oberkiefer.

Man unterscheidet folgende Gruppen, aus denen einige Beispiele genannt seien:

Nattern (Colubriden):

- Langgestreckte Schlangen mit deutlich abgesetztem kleinem Kopf. Es gibt ungiftige (Ringelnatter) und giftige Arten. Die giftigen haben 3 bis 5 mm lange, mit einer Längsfurche versehene Fangzähne. Bei einigen sitzen sie hinten im Oberkiefer, und können damit dem Menschen weniger leicht gefährlich werden. Das Gift dient zum Betäuben bereits gefaßter Beutetiere vor dem Verschlucken (afrikanische „boom-slang"). Bei den meisten befinden sich die Fangzähne vorne im Kiefer (afrikanische Kobras und Mambas, amerikanische Korallenschlange, asisatische Brillenschlange – zusammengefaßt werden sie als Gruppe der Elapiden). Sie halten die geschnappte Beute für eine Weile fest.

Vipern oder Ottern (Viperiden):

- Von gedrungener Gestalt mit kaum abgesetztem breitem dreieckigem Kopf. Alle Vipern sind giftig. Die Fangzähne sind länger, 1 bis 3 cm, von einem Längskanal durchbohrt, und stehen vorne an einem senkrecht umgebogenen Oberkiefer. Sie werden in „Ruhe" nach hinten umgeklappt und sind dann schwer zu sehen (afrikanische Puffotter und Nashornviper). Vipern stoßen zu, injizieren das Gift und ziehen sich wieder zurück. Sie verfolgen dann das Beutetier, bis es der Vergiftung erliegt.
- Eng verwandt sind die Grubenottern (Crotaliden): Sie haben vor den Augen ein grubenförmiges Wärmewahrnehmungsorgan, das ihnen zum Aufspüren der Beute dient (amerikanische Klapperschlangen).

Der Biß befindet sich in 3/4 der Fälle an einem Bein bis in 30 cm Höhe, sonst meist an Hand und Unterarm. Typisch sind zwei nebeneinader stehende punktförmige Bißmarken, aber dieses Zeichen ist nicht verläßlich.

Das Gift verursacht mehr oder weniger starke Schmerzen und erhebliche zum Körper hin fortschreitende Schwellungen mit Blutunterlaufungen des betroffenen Gliedes. Die örtlichen Erscheinungen können auch recht undramatisch sein, während Allgemeinwirkungen in den Vordergrund treten. Dies sind Lähmungen der Sprech-, Schluck-, Atem- und Gliedmaßenmuskulatur, Blutergüsse in verschiedenen Organen aufgrund einer Gefäßschädigung und Gerinnungsstörung und Blutkörperchenzerstörung (Hämolyse). Typischerweise wirken die Natterngifte lähmend, die Viperngifte gefäßschädigend und beide hämolytisch. Es gibt Ausnahmen und häufig auch ein komplexes Vergiftungsbild.

Die ersten Vergiftungssymptome treten selten vor Ablauf einer halben bis ganzen Stunde auf und können sich recht unberechenbar noch über Tage entwickeln. Der tödliche Ausgang kann sich zwischen im Extremfall fünf (bei Natternbissen) und 48 Stunden (bei Vipernbissen) ereignen und kommt durch Schock (Gefäßlähmung oder innere Verblutung), Atem- und Herzmuskellähmung oder mehreres zustande. Seltener können noch Spätkomplikationen, wie Blutvergiftung durch infizierten Gebwebsuntergang an der Bißstelle oder ein Nierenversagen, nach Wochen zum Tode führen. Ernst zu nehmen sind an der Bißstelle entstehende ausgedehnte Geschwürsbildungen, die nur langsam heilen, und plastisch-chirurgische Maßnahmen erforderlich machen können. Schwere Symptome, die schon sehr bald nach dem Biß auftreten – Schmerzen, Bewußtseinstrübung, Schockzeichen – sind mit einiger Wahrscheinlichkeit Angstreaktionen. Sie kommen auch bei Bissen durch ungiftige Schlangen vor.

Wenn eine Schlange gebissen hat und nicht sofort getötet wurde, sollte niemand hinter ihr hergeschickt werden, da das zu weiteren Bissen führt. Allerdings werden Einheimische wohl immer versuchen, jeder gesichteten Schlange, ob sie gebissen hat oder nicht, habhaft zu werden, um sie zu töten. Eine tote Schlange, auch ein abgeschlagener Kopf, dürfen auf keine Fall einfach angefaßt werden, da es Berichte über reflektorisches Zuschnappen auch eines abgeschlagenen Kopfes bis zu einer Stunde nach Tötung gibt.

Was tun nach einem Schlangenbiss?

*   Das Wichtigste und wohl auch das Schwierigste ist der Versuch, *Ruhe zu bewahren.* Schlangenbisse können behandelt werden.
*   Bißstelle säubern und gegebenenfalls überstehendes Gift vorsichtig abtupfen in Richtung von der Bißstelle weg und dann die Bißstelle mit Gaze oder einem Taschentuch *bedecken.*
*   *Nicht einschneiden.* Nach der Säuberung soll die Wunde in Ruhe gelassen werden. Schnitte zerstören meist mehr als sie nützen und es besteht immer die Möglichkeit, Krankheitserreger in die Tiefe zu verschleppen. Aussaugen richtet kaum etwas aus. Das Gift gelangt zu tief in die Wunde und wird schnell absorbiert.

- Drei Viertel aller Schlangenbisse erfolgen in Fuß oder Bein. Das gebissene Glied soll man wie bei einem Knochenbruch mit einer provisorischen Schienung ruhigstellen. Es soll tief gelagert werden.
- Nur wenn der erforderliche *Transport ins Krankenhaus* länger als 30 Minuten dauern wird, sollte man das gebissene Glied oberhalb der Bißstelle *abbinden* und zwar mit einem etwa 10 cm breiten Tuch oder einer Binde. Die Spannung der Binde darf nicht zu groß sein, d. h. ein Finger muß sich leicht unter die Binde stecken lassen. Die Blutzufuhr soll nicht gestört, sondern nur das Gewebe oberhalb der Bißstelle zusammengedrückt werden.
- Wenn Schmerzen bestehen, soll man Paracetamol (ben-u-ron®) einnehmen. Die Einnahme von Aspirin® soll wegen der möglichen Blutgerinnungsstörungen vermieden werden. Die Einnahme eines Beruhigungsmittels kann hilfreich sein.
- Die wichtigste Maßnahme im Krankenhaus ist die regelmäßige *Beobachtung* über mindestens 12 Stunden.
- *Schlangenserum* wird erst gegeben, wenn sich Zeichen einer allgemeinen Giftwirkung zeigen (z. B. Bluterbrechen oder hängende Augenlider), oder wenn sich innerhalb einer Stunde ein beginnender Gewebsuntergang an der Bißstelle zeigt.

Ist Schlangenserum notwendig, so muß es unabhängig vom Körpergewicht in voller Dosierung gegeben werden, da es dazu dienen soll, das Gift zu neutralisieren. Wegen der Möglichkeit schwerster allergischer Reaktionen wird Schlangenserum erst benutzt, wenn sicher ist, daß eine Vergiftung besteht. Die Serummenge beträgt (je nach Hersteller) 50 bis 100 ml, die verdünnt infundiert werden soll.

Es taucht immer wieder die Frage auf, ob Entwicklungshelfer privat Schlangenserum mitnehmen sollten. Dagegen sprechen folgende Punkte:

- In den wenigsten Fällen von Schlangenbissen ist es notwendig, Serum zu benutzen.
- Entscheidend kommt hinzu, daß die Anwendung nicht einfach ist: bei Giftwirkung im ganzen Körper reicht eine lokale Einspritzung nicht aus, sondern es muß eine Tropfinfusion durchgeführt werden.
- Die Nebenwirkungen von Schlangenserum können lebensbedrohend sein.

Die afrikanische Ringhals- und die Speikobra (und einige Schlangen in Indien und Südostasien) vermögen ihr Gift über mehrere Meter hinweg einem vermuteten Feind in die Augen zu speien. Die Augen müssen sofort ausgiebig mit viel Wasser ausgespült werden.

Zur *Vermeidung des Kontakts mit Schlangen* sind viele Häuser in Afrika von kahlen Flächen umgeben. Wer Ratten und Mäuse im Haus hat und auch wer

Hühner hält, kann sich Schlangen ans Haus locken. Dort wo es sie gibt, sollte man bei Dunkelheit eine Taschenlampe benutzen. Besonders nach starkem Regen sind sie häufig auf Straßen und Pfaden anzutreffen. Wer in einem Gebiet, in dem es viele Schlangen gibt, durch Sand oder Unterholz laufen muß, sollte feste Schuhe und eine feste lange Hose (Jeans) tragen. Am wirkungsvollsten wären kniehohe Stiefel. Besondere Vorsicht ist geboten, wenn Holzstämme oder Felsen bewegt und auch wenn Bäume oder Felsen erklettert werden müssen, die von dichtem Laub bedeckt sind. Da Schlangen taub sind, kann man sie nicht durch Geräusche vertreiben. Sie reagieren aber auf Vibrationen. Deshalb kann es möglicherweise helfen, in einem stark gefährdeten Gebiet mit einem langen Stock vor sich den Boden abzuklopften.

Schlangen, die man sieht, sollten unbedingt in Ruhe gelassen werden, auch wenn sie anscheinend tot sind oder zu einer harmlosen Art zu gehören scheinen.

Skorpione

Auch Skorpione sind Nachttiere. Es gibt einige hundert verschiedene Skorpionarten, die bis zu 25 cm lang werden. Ihre Gefährlichkeit nimmt nicht direkt mit der Größe zu, es scheint, daß Skorpione, die um 7 cm herum messen, am gefährlichsten sind.

Skorpione haben 8 Beine, 2 krebsähnliche Scheren und am Ende des fünfgliedrigen Schwanzes eine Giftdrüse. Mit den Scheren halten sie ihre Beute (Käfer und Falter) fest und lähmen oder töten sie mit einem Schwung des stachelbewehrten Schwanzes über den Kopf hinweg. Skorpione sind nicht aggressiv. Menschen werden nur gestochen, wenn sie Skorpione stören. Sie ruhen tagsüber im Schatten unter Steinen, Schutt und Holzbalken aber auch in Schuhen, Schubladen und Schachteln, wo immer sie Schutz vor dem Tageslicht finden. Werden sie gestört, beispielsweise durch einen Fuß, der in einen Schuh fährt, so stechen sie zu. Der Schmerz ist sehr viel stärker als der nach einem Wespenstich. Er hält bis zu 24 Stunden an. Bei entsprechender Giftmenge können auch bei Erwachsenen Allgemeinerscheinungen auftreten: Ausstrahlender Schmerz, Schweißausbruch, Erbrechen.

Skorpionstiche sind für Erwachsene normalerweise nicht lebensgefährlich. Es gibt allerdings besonders in Nordafrika einige Arten von Skorpionen, die Kindern gefährlich werden können. Neben der Menge des injizierten Giftes spielt die Hauptrolle das Gewicht des Opfers und dessen allgemeiner körperlicher Zustand. Fehlernährung, Blutarmut und eine gleichzeitig bestehende Malaria spielen eine wichtige Rolle bei den seltenen Fällen, in denen einheimische Kinder nach einem Skorpionstich sterben.

Was tun nach einem Skorpionstich?

- Das gestochene Glied oberhalb der Stichstelle abbinden. Hierzu wird eine etwa 10 cm breite Binde oder ein Handtuch benutzt. Die Binde soll so locker sein, daß man einen Finger leicht darunterstecken kann.
- Wenn vorhanden, sollen *Eispackungen* für etwa 2 Stunden auf die Stichstelle gelegt werden.
- Das gestochene Glied soll ruhiggestellt werden. Gegen die *Schmerzen* kann Aspirin® oder ben-u-ron® genommen werden.
- Stärkere Mittel gibt es im Krankenhaus. Eine wirksame Schmerzbekämpfung ist dort auch möglich durch die Umspritzung des Stiches mit einem lokalen Betäubungsmittel.
- *Skorpionserum* ist nur in wenigen Ländern erhältlich. Es ist wegen der möglichen Nebenwirkungen gefährlicher als die Wirkung eines Skorpionstiches. Es soll nur angewendet werden, wenn Zeichen bestehen, daß die Hirnfunktion durch das Gift betroffen ist.

Zur Vermeidung von Skorpionstichen sollte man sich angewöhnen, Schuhe und Kleidung auszuschütteln, ehe man sie anzieht. Auch Handtücher, Bettzeug und Duschvorhänge sollen vor einer Benutzung angesehen werden.

Alle größeren Ritzen, die Skorpionen Zugang zum Haus ermöglichen, sollen möglichst verschlossen werden. In der Umgebung des Hauses sollten keine Stein- oder Schutthaufen, Stapel von alten Brettern oder Flaschen geduldet werden, die Skorpionen Unterschlupf bieten können.

Der Zugang von Skorpionen zum Haus kann dadurch verhindert werden, daß man zwischen Haus und Erdreich eine Mischung aus Diesel oder Kerosin mit einem geringen Zusatz von Creosot einbringt.

Spinnen

Von den etwa 100.000 Spinnenarten sind nur ganz wenige für Menschen potentiell gefährlich. Praktisch alle Spinnen produzieren ein Gift, mit dem sie ihre Beute (Fliegen und Falter) lähmen oder töten können.

Die Schwarze Witwe kommt weltweit vor. Sie hat einen 1 cm langen, glänzend schwarzen Leib, an dessen Unterseite sich eine rote uhrglasförmige Markierung findet. Sie spinnt ein unregelmäßiges Netz im Schatten von Holzhaufen oder Pflanzen. Daher treffen Bisse üblicherweise die Hände. Andere Spinnen kommen nur regional vor, wie die Vogelspinnen Lateinamerikas, die über ein relativ starkes Gift verfügen.

Die meisten Spinnen sind nachtaktiv und können beißen, wenn sie sich bei ihrer nächtlichen Jagd bedroht fühlen oder wenn sie während ihrer Ruheperiode am Tag gestört werden, die sie beispielsweise unter Wäschestücken verbringen können.

Was tun nach einem Spinnenbiss?

- Das gebissene Glied, meistens die Hand, soll ruhiggestellt werden.
- Gegen die Schmerzen können Schmerzmittel wie Aspirin® genommen werden. Nur gelegentlich sind stärkere Schmerzmittel erforderlich.
- Wenn man in einem Gebiet, in dem von Todesfällen nach Spinnenbiß berichtet wird, lebt, sollte man sicherheitshalber das nächstgelegene Krankenhaus aufsuchen.

Wespen und Bienen

Die Wirkung der Stiche dieser Insekten ist wohl jedermann aus eigener Erfahrung bekannt. In der Umgebung von Nestern muß mit zahlreichen Stichen gerechnet werden, die die Tiere gelegentlich zu ihrer Verteidigung austeilen. Es sind Todesfälle durch die Giftwirkung von hunderten von Stichen beschrieben worden. Jedoch auch nach einem oder nur wenigen Stichen können empfindliche Menschen auch an einer Überempfindlichkeitsreaktion (Allergie) sterben.

Was tun nach einem Stich?

- Bienen lassen häufig ihren Stachel im Stichkanal zurück. Es sollte nicht versucht werden, diesen *Stachel* mit den Fingernägeln oder einer Pinzette zu greifen, da dadurch nur weiteres Gift in die Haut gespritzt wird. Der Stachel soll vorsichtig mit einer Messerklinge oder einem Fingernagel, auf jeden Fall ohne Druck auf das noch daran hängende Giftsäckchen entfernt (abgeschabt) werden.
- *Kalte Kompressen* helfen gut gegen den Schmerz. Erstaunlich ist auch die Wirkung einer Zwiebel, die man halbiert auf den Stich drücken kann.
- Eine Tablette Aspirin® kann mit Wasser zu einer Paste verrieben und mit einem kleinen Verband auf die Stichstelle aufgebracht werden. Dies lindert einen lokalen Juckreiz
- Am besten wirkt eine *Cortisoncreme*. Der Schmerz läßt rasch nach und die zu erwartende Schwellung wird sich geringer ausprägen.

XIV Tropenkrankheiten

Hier werden noch einige bekanntere Krankheiten, die in den Ländern der Armut vorkommen, kurz dargestellt.

Für Entwicklungshelfer haben sie, außer dem Dengue-Fieber und der Amöbenruhr, kaum eine Bedeutung. Europäer, selbst wenn sie im „Busch" leben, bringen ihre Lebensbedingungen weitgehend ins Gastland mit und sind damit von vielen Risiken abgeschirmt. Dagegen ist die einheimische Landbevölkerung, die in ungezieferverseuchten Hütten lebt, im direktem Kontakt zu Tieren aller Art, ohne Zugang zu sauberem Wasser, oft in prekärem Ernährungszustand und vor allem ohne das Wissen um krankmachende Zusammenhänge, den Gefahren in viel stärkerem Maße ausgeliefert.

Dennoch ist es nützlich, und für das Verständnis der Situation in den Gastländern oft interessant, etwas über diese Krankheiten zu wissen.

Aleppobeule (Hautleishmaniose)

Dies ist eine Hautinfektion durch Leishmanien (einzellige Organismen), die durch Sandfliegen übertragen werden. Die Krankheit kommt in Afrika, den Mittelmeerländern, Kleinasien und Indien vor. Eine Vorbeugung wäre nur möglich durch Vermeiden des Kontakts mit Sandfliegen (siehe oben).

Sandfliegen stechen schlafende Personen häufig ins Gesicht, beispielsweise in die Nase. Da die Erkrankung eine große Narbe hinterläßt, infizieren sich – so jedenfalls das Gerücht – die Einwohner von Ländern, in denen die Aleppobeule häufig ist, gelegentlich absichtlich mit Leishmanien an einer weniger prominenten Stelle, beispielweise am Gesäß. Nach dieser „Impfung" besteht eine weitgehende Immunität gegen weitere Infektionen.

Eine medikamentöse Behandlung der Hautleishmaniose ist möglich.

Aussatz (Lepra)

Dies ist eine chronische Infektionskrankheit durch ein sehr langsam wachsendes Bakterium, das dem Tuberkuloseerreger ähnelt. Lepraerreger werden von Mensch zu Mensch übertragen. Eintrittspforte in den Körper scheinen die Nasenschleimhäute zu sein. Die Krankheit wird durch langen engen Kontakt mit Leprakranken erworben.

Lepra befällt Haut und oberflächliches Gewebe, die Nasenschleimhaut und besonders bestimmte Nerven. Daher kommt es zu Lähmungen und zur Fühllosigkeit beispielsweise der Füße, welche die Grundlage der schweren Verletzungen und Verstümmelungen ist.

Europäer sind durch Lepra kaum gefährdet. Möglicherweise spielt die Bildung von wirkungsvollen Antikörpern aufgrund der besseren Ernährungssituation eine gewisse Rolle.

In den letzten Jahren sind große Fortschritte bei der Leprabehandlung gemacht worden. Eine Ausheilung ist möglich. Die Krankheit befindet sich weltweit auf dem Rückzug.

Brucellose

Die Brucellosen sind weltweit verbreitete Infektionen von Weidetieren, hauptsächlich Rindern, Ziegen, Schafen. Menschen können sich mit den bakteriellen Erregern, den Brucellen, anstecken, wenn sie mit infizierten Tieren zu tun haben, wie Viehzüchter und Schlachter, oder wenn sie unpasteurisierte Milch und Milchprodukte zu sich nehmen. Die Inkubationszeit liegt meistens zwischen zwei und vier Wochen. Krankheitszeichen sind Fieber, Kopf- und Gelenkschmerzen, Appetitlosigkeit, ausgeprägtes Schwächegefühl und eine typische reizbare Verstimmung, die sich vielleicht aus dem langwierigen, über Monate hinziehenden Verlauf mit scheinbaren Besserungen des Befindens, die von Rückfällen abgelöst werden, erklärt.

Die Diagnose ist schwierig, da der Erreger schwer nachweisbar ist und auch die Serumantikörper oft nicht eindeutig erhöht sind. Charakteristisch ist die Temperaturkurve: Sie bildet über Wochen sich hinziehende lange Wellen, die durch kurze fieberfreie Intervalle getrennt sind.

Die Behandlung durch Antibiotika ist möglich, aber leider langwierig. Auch der Heilungsprozeß ist durch Rückfälle gekennzeichnet.

Chagaskrankheit

Chagas ist eine Infektionskrankheit durch Einzeller (Trypanosomen), die durch Raubwanzen übertragen werden. Sie kommt nur in Lateinamerika vor.

Diese chronische Infektion führt zu Organvergrößerungen (Herz, Speiseröhre, Dickdarm) mit entsprechenden Funktionsstörungen, die nicht rückgängig gemacht werden können. Eine Behandlung ist nur im Frühstadium möglich. Eine Vorbeugung ist nur möglich durch die Vermeidung des Kontaktes mit Raubwanzen (siehe oben).

Denguefieber

Dies ist eine akute, durch Viren verursachte Erkrankung, die fast überall in den Tropen vorkommt. Aus Südostasien sind schwere Verläufe mit vielschichtigen Störungen der Blutgerinnung bekannt geworden. Die Viren werden durch Stechmücken (Aedes) übertragen.

Bei Dengue besteht ein etwa 1 Woche andauerndes Fieber, das mit starken Rücken- und Gelenkschmerzen einhergeht (Breakbone fever). Dazu kommen Kopfschmerzen, allgemeine Schwäche und ein masernähnlicher Ausschlag.

Die Behandlung besteht nur in Schmerzbekämpfung und Fiebersenkung. Medikamente, die den Wirkstoff „ASS" enthalten (z. B. Aspirin® u.a.) sind hierbei kontraindiziert, da sie die Blutungsneigung erhöhen.

Elephantiasis

Elephantiasis kann Symptom eines Befalls mit kleinen Würmern (Filarien) sein. Diese Infektionskrankheit kommt in Asien (90 % aller Fälle) aber auch Afrika, Lateinamerika und Ozeanien vor. Die Filarien können jahrelang in den Lymphgefäßen der Achsel- und Leistenregion leben. In dieser Zeit produzieren sie ungezählte Larven (Mikrofilarien), die ins Blut gelangen, wo sie von Moskitos bei einem Stich aufgenommen und nach entsprechender Entwicklung weiter übertragen werden können.

Etwa ein halbes Jahr nach einer Infektion verursachen Filarien eine entzündliche Veränderung der Lymphgefäße. Nach einigen Attacken zeigen sich erste Zeichen einer Wasseransammlung (Ödembildung), weil der Abfluß der Gewebsflüssigkeit behindert wird. Es kommt zu einer chronischen Lymphstauung, die zu einer enormen Auftreibung beispielsweise der Beine führen kann (Elephantiasis).

Kala Azar

Eine Erkrankung durch Leishmanien (siehe auch Aleppobeule), welche durch Sandfliegen übertragen wird. Sie kommt in Afrika, Asien, einigen Mittelmeerländern und regional auch in Lateinamerika vor. Die Erreger können auch in Nagetieren, Hunden und Schakalen leben.

Die Erkrankung führt zu einer enormen Vergrößerung von Milz, Leber und Lymphknoten.

Guineawurm (Medinawurm, Dracunculose)

Die Krankheit kommt in armen ländlichen Gebieten Asiens, des Nahen Ostens, Afrikas und Lateinamerikas vor. Sie beruht auf der Anwesenheit eines oder mehrerer Medinawürmer im lockeren Bindegewebe unter der Haut. Die erwachsenen Weibchen werden bis zu einem Meter lang.

Die Dracunculose ist die einzige Wurmkrankheit, die durch Wasser übertragen wird. Die Infektion erfolgt durch Wasser, das mit Larven verseucht ist, die in winzigen Süßwasserkrebsen leben. Die mit ungekochtem Wasser aufgenommenen Larven entwickeln sich innerhalb eines Jahres zu ausgewachsenen Würmern, die entweder unmittelbar unter der Haut sichtbar oder fühlbar werden können, durch allergische Hautreaktionen oder durch eine charakteristische Blase, die sich beispielsweise am Fuß bilden kann. Bei Kontakt mit Wasser entläßt der Wurm aus dieser Blase Tausende von neuen Larven. Wenn die Blase geplatzt ist, bleibt ein kleines Geschwür zurück, in dem ein Ende des Wurmes sichtbar ist.

Aus diesem Geschwür oder auch durch einen kleinen Hautschnitt neben einem unter der Haut sichtbaren Wurm kann dieser außerordentlich vorsichtig durch Aufdrehen auf ein Stöckchen aus dem Unterhautgewebe herausgezogen werden. Dies muß wirklich vorsichtig und mit viel Gefühl geschehen. Man darf nur wenige Zentimeter Wurm täglich aufwickeln. Die ganze Prozedur kann länger als zwei Wochen dauern. Es kommt zu schweren Infektionen, wenn der Wurm abreißt und teilweise im Gewebe zurückbleibt. In der Entfernung von Würmern mit der beschriebenen Methode haben traditionelle Heiler, und einheimische Schwestern und Pfleger die größte Erfahrung.

Die Dracunculose läßt sich verhindern, wenn man Trinkwasser durch ein Tuch seiht. So werden die infektiösen Krebschen zurückgehalten. Eine chemische Behandlung des Wassers kann den gleichen Zweck erfüllen. Es besteht die Hoffnung, daß diese Krankheit in absehbarer Zeit ausgerottet werden kann.

Onchocercose (Flußblindheit)

Diese Krankheit wird durch kleine Würmer hervorgerufen. Sie ist in ganz Äquatorialafrika und Teilen Lateinamerikas verbreitet. Übertragen wird sie durch eine kleine bucklige Fliege (Simulium), die in abfließenden Gewässern brütet. Sie ist die wichtigste Ursache von Erblinden in Afrika („Flußblindheit").

Die Fliegen übertragen Mikrofilarien, d. h. winzige Larven, die im Menschen zu erwachsenen Würmern heranwachsen. Diese leben unmittelbar unter der Haut, wo sie fühl- und sichtbare Knoten hervorrufen, besonders an Stellen, wo Knochen dicht unter der Haut liegen. Sie produzieren jahrelang ungezählte Mikrofilarien, die beim Absterben allergische Hauterscheinungen wie Ausschlag und Juckreiz hervorrufen. Verhängsvoll sind die Auswirkungen im Auge, die zur Erblindung führen.

Die Diagnose ist durch mikroskopische Untersuchung eines Hautschnipsels möglich.

Die Behandlung besteht im Ausräumen von „Knoten" unter der Haut, in denen erwachsene Würmer leben. Dadurch wird zunächst ihre Zahl stark vermindert. Erwachsene Würmer können mit Suramin und die Mikrofilarien mit Diäthylcarbamazin behandelt werden.

Pest (Plague)

Diese biblische Plage ist eine seit alters her besonders gefürchtete Krankheit. Daher befällt manchen ein schwerer Schrecken, wenn er erfährt, daß es in seinem Gastland Pest gibt.

Pest kommt in Südostasien, Afrika und Lateinamerika vor, aber auch in den Südweststaaten der USA (Kalifornien, Arizona, Neu Mexico). Pest ist eine bakterielle Infektionskrankheit von Tieren, besonders Nagetieren, die durch Flöhe auf den Menschen übertragen und bei besonderer Verlaufsform („Lungenpest") auch von Mensch zu Mensch weiterverbreitet werden kann.

Die Diagnose erfolgt durch Abstrich oder Kultur. Eine Behandlung ist gut möglich, da die Pestbakterien gegen verschiedene Antibiotika empfindlich sind.

Da die Pest überwiegend eine Krankheit von Nagetieren ist (Erdhörnchen, Präriehunde, Ratten), soll man den Kontakt mit diesen Tieren meiden. Pest verursacht keine großen Epidemien mehr, sondern kommt eher saisonal in umschriebenen Gebieten vor. Wer in einem solchen Gebiet lebt, sollte Ratten und besonders Rattenflöhe bekämpfen.

Rattenbekämpfung muß sich in erster Linie darauf richten, den Ratten Nahrungsmittel vorzuenthalten. Da Ratten sich leicht durch Plastikbehälter und Holz hindurchbeißen können, gehört zu einer rattensicheren Vorratshaltung, neben einem Kühlschrank, die Benutzung von Glas- oder Metallbehältern. Neben Rattenfallen, die sehr erfolgreich mit gerösteter Kokosnuß bestückt werden können, und der Anschaffung einer Katze, kann versucht werden, die Zahl der Ratten mit

Gift zu vermindern. Da Ratten sehr klug sind, muß man sich bemühen, die gesamte Population auf einmal zu erreichen. Dazu muß eine große Menge Giftköder ausgebracht werden, da nach einer Faustregel etwa 10 Ratten in der Gegend sind, wenn man eine sieht.

Wer Kokospalmen in der Nähe des Hauses hat, kann diese durch Benageln mit einem etwa 30 cm breiten Streifen dünnen Blechs rattensicher machen. Einige Arten von Ratten leben mit Vorliebe auf Palmen, da sie gerne Kokosnüsse fressen.

Schlafkrankheit (Afrikanische Trypanosomiasis)

Die Schlafkrankheit ist im tropischen Afrika verbreitet, abhängig vom Vorkommen der Tse-Tse-Fliege, durch deren Stich sie übertragen wird. Erreger ist ein Einzeller (Trypanosoma).

An der Stelle des Stichs bildet sich nach zwei bis drei Tagen der sogenannte Trypanosomen-Schanker, eine rötliche, schmerzhafte Hautschwellung von etwa Kirschkerngröße. Bei der „gambischen" Form (siehe unten) ist sie in der Regel unauffällig. Nach zwei bis drei Wochen tritt als Zeichen der Erregerausbreitung im Blut Fieber auf. Dieses kommt und geht in unregelmäßiger Weise. Die Lymphknoten vergrößern sich, besonders typisch seitlich hinten am Hals. Im Lauf der Zeit tritt eine Schwächung ein. Nach Monaten bis zu einem oder zwei Jahren beginnt das Stadium der Hirnhaut- und Hirnbeteilung, das der Krankheit den Namen gegeben hat. Der Kranke wird langsam, lustlos, inaktiv, er neigt zu Einschlafen am Tag und Schlaflosigkeit in der Nacht. Die Wesensänderung erscheint charakteristisch im Gesichtsausdruck. Verschiedenste neurologische und psychische Symptome können auftreten bis nach Monaten im Stadium vollkommener Apathie oder im Koma der Tod eintritt.

Es gibt zwei Formen der Schlafkrankheit, die „gambische" in West- und Zentralafrika und die „rhodesische" in Ost- und im südlichen Afrika. Letztere verläuft schneller und dramatischer.

Die medikamentöse Therapie sollte möglichst sofort einsetzen, eine Ausheilung ist möglich. Im Stadium der Hirnbeteiligung läßt sich die restlose Rückbildung aller Erscheinungen aber meist nicht mehr erreichen. Wie bei vielen anderen Tropenkrankheiten sind Europäer heute kaum gefährdet, da sie einerseits nicht in dem Milieu leben, das zu häufigen Infektionen führt, und andererseits schon im Frühstadium zur Behandlung kommen.

Ruhr

Diese Dickdarmentzündung wird durch Amöben (Amöbenruhr) oder Shigellen (Bakterienruhr) hervorgerufen. Die Erreger dringen in die Gewebe ein und führen zur Bildung von Geschwüren im Dickdarm, die bluten können. Daher findet sich bei einer Ruhr neben Fieber und Leibschmerzen auch häufig ein blutiger Durchfall. Zur Behandlung der Amöbenruhr siehe oben.

Grundlage der Behandlung der bakteriellen Ruhr ist der Ersatz von Flüssigkeit und Mineralstoffen. Dahinter treten Antibiotika weit zurück, insbesondere da Shigellen gegen viele Antibiotika resistent geworden sind.

Trachom (Ägyptische Körnerkrankheit)

Das Trachom ist eine chronische, durch Chlamydien hervorgerufene Entzündung zunächst der Bindehäute der Augen, die nach jahrelangem Verlauf Erblindung durch Bildung von Hornhautnarben verursacht. Diese Krankheit wird von Mensch zu Mensch weitergegeben, besonders unter schlechten allgemeinen hygienischen Bedingungen.

Ehe Narben auftreten, ist eine Behandlung mit antibiotischen Augensalben (Tetracyclin®) möglich.

Trichinose

Dies ist eine weltweit verbreitete Wurmkrankheit.

Der Mensch nimmt Trichinenlarven mit infiziertem Fleisch zu sich. Diese entwickeln sich in der Wand des Dünndarms zu Trichinen. Die von diesen fabrizierten Larven verlassen nicht den Wirtorganismus, sondern nisten sich meist in der Skelettmuskulatur in Form von Zysten ein. Die Trichinose ist eine chronische, manchmal schwere Erkrankung.

Die Krankheitszeichen sind sehr vielgestaltig. Von Übelkeit und Leibschmerzen über Kopfschmerzen und Schwäche hin bis zu Muskelschmerz und Wasseransammlung in den Beinen finden sich alle möglichen Symptome.

Die Diagnose wird durch mikroskopische Untersuchung einer Muskelprobe oder durch Blutuntersuchung gesichert. Die Behandlung, die von Stadium und Schweregrad der Erkrankung abhängt, muß dem Arzt überlassen bleiben.

Zur Prävention muß Fleisch vor dem Essen gut erhitzt werden. Es müssen mindestens 75 °C (170 °F) erreicht werden. Durch Räuchern werden Trichinenlarven nicht abgetötet.

XV Allgemeine Tips

Bekleidung aus Baumwolle, die am gesündesten und verträglichsten in heißem Klima ist, ist in vielen Entwicklungsländern schwer oder gar nicht mehr zu bekommen.

Man sollte auch daran denken, *warme Kleidung mitzunehmen*. Abends wird es manchmal schnell kühl. Für die Nacht können Decken oder ein Schlafsack notwendig werden. Nach der Akklimatisierung wird „Kühle" schon bei sehr viel höheren Temperaturen empfunden als hier.

Auch *Regenschutz* (Gummistiefel, Öljacke, Schirm) ist bedenkenswert.

Lederjacken sind im feuchtheißen Klima sehr unpraktisch. Sie neigen spätestens in der Regenzeit zum Schimmeln.

Trockener Schrank. Ein Schrank kann dadurch trocken (und weitgehend frei von Schaben) gehalten werden, daß in ihm eine Glühbirne von etwa 15 Watt Leistung installiert wird, die ständig brennen soll.

Wasser. Trinkwasser soll gefiltert oder gekocht werden (siehe oben), wenn es kein einwandfreies Leitungswasser gibt. Dies ist auch in größeren Städten nicht immer gewährleistet. Wasser wird häufig in Kunststofftonnen aufbewahrt, die zum Transport des Umzugsgutes dienten. Man sollte derart aufbewahrtes Wasser aber möglichst nicht regelmäßig oder ausschließlich zum Kochen oder Trinken verwenden, da sich unter Einfluß der Sonnenstrahlung chemische Substanzen aus dem Kunststoff („Weichmacher") im Wasser lösen können.

Brillenträger sollten sich mindestens eine Ersatzbrille bzw. ein Paar Kontaktlinsen als Reserve mitnehmen. Wenn eine Kopie der Verschreibung beim heimischen Optiker hinterlegt ist, kann dieser notfalls eine Ersatzbrille anfertigen.

In den meisten Ländern sind *Tampons* Importware und daher unverhältnismäßig teuer. Frauen sollten sich einen kleinen Vorrat mitnehmen.

Um Insekten und Ratten im Haus kurz zu halten, müssen *Vorräte sicher gelagert* werden. Gut schließende Fliegenschränke bieten einigen Schutz gegen Insekten und Nager. Ameisen können nur ferngehalten werden, wenn die Beine eines Vorratsschrankes in Schälchen mit Desinfektionsmittel stehen. Besonders für kleinere Gebrauchsmengen von Zucker oder Reis haben sich die mit Bügel verschließbaren Weckgläser sehr bewährt.

In Gegenden mit langer Regenzeit kann die Benutzung eines *Bügeleisens* notwendig werden, da die Wäsche nicht richtig trocknet. Bügeln von Wäsche und Unterwäsche bietet einen Schutz gegen Pilzsporen und Fliegenmaden. Wer gerne *Fleisch* ißt, muß bedenken, daß Fleisch in den Tropen praktisch schlachtfrisch verarbeitet werden muß. Er sollte über die Anschaffung eines Dampfkochtopfes oder eines Fleischwolfes nachdenken. Nie rohes Fleisch essen!

Sandalen sind leicht und bequem und sicher die meiste Zeit des Tages das angenehmste Schuhzeug. Wer sich jedoch viel im Busch bewegen muß, sollte feste Schuhe vorziehen als Schutz gegen Dornen, Glas, aber auch gegen Schlangen. Das Tragen von Schuhen schützt auch vor Infektionen mit Hakenwürmern und Sandflöhen.

Kondome schützen vor den „klassischen" sexuell übertragbaren Krankheiten, aber auch vor Trichomoniasis, Hepatitis B und AIDS.

Man sollte sich rechtzeitig erkundigen, ob im Gastland *Wasserfilter* erhältlich sind, andernfalls müssen Filter mit Keramikkerzen hier beschafft und mitgeführt werden. Die neuerdings in Reformhäusern und Kaufhäusern erhältlichen „Britafilter"® filtern keine Bakterien und Zysten aus dem Wasser heraus. Sie sind daher zur Reinigung des Wassers in den Tropen ungeeignet.

Es findet sich immer noch mal die Empfehlung, die Beine eines bodenfreien *Bettes* in Dosen oder Schalen, die mit Petroleum gefüllt sind, zu stellen, damit nachts keine Kleinlebewesen übers Bett laufen. Wer Sorgen hat und den Geruch aushält, kann das ja mal probieren.

Geckos oder Lizards sind salamanderartige kleine Echsen, die sich von Insekten ernähren. Man sollte sie daher nicht vertreiben. Leider haben sie die Angewohnheit, überall ihren Kot abzusetzen. Einige Arten verursachen auch einen ziemlichen Lärm.

Haltern von *Haustieren* (Hunden und Katzen, aber auch Papageien, Affen und Schlangen) wird dringend empfohlen, sich mit einem Tierarzt über Art und Durchführung der erforderlichen Impfungen (Tollwut!) bzw. prophylaktischen Behandlungen (Wurmkuren) ihrer Tiere auseinanderzusetzen.

XVI Notfallapotheke

Mit dieser Apotheke möchten wir Ihnen die Möglichkeit geben, sich bei leichten Erkrankungen oder Verletzungen selbst zu behandeln, besonders dann, wenn medizinische Beratung nicht unmittelbar erreichbar ist. Wenn es nicht schnell besser wird, müssen Sie Fachpersonal konsultieren.

Zu jedem Medikament werden folgende Angaben gemacht:

Firmenname und generic Name (= chemischer Name, unter dem die Medikamente im Ausland eher erhältlich sind).

*   Anwendungsgebiet
*   Übliche Tagesdosis
*   Einige Nebenwirkungen, bei deren Auftreten das Medikament nicht weitergenommen werden darf
*   Gesundheitsstörung, bei der das Medikament nicht genommen werden darf

Grundsätzlich soll die Einnahme von Medikamenten während der Schwangerschaft möglichst eingeschränkt werden. Bei der Malaria-Prophylaxe mit Resochin®/Paludrine® und bei der Malariabehandlung sind keine Bedenken wegen einer Schwangerschaft angebracht.

Kleine Kinder sollten mit Vorsicht mit Medikamenten behandelt werden. Eine Medikamentenbehandlung von akuten Durchfällen bei Kindern ist wahrscheinlich nicht nur unwirksam, sondern auch möglicherweise sogar schädlich. Die akuten Durchfallerkrankungen sind in der Regel gutartige, kurzdauernde, spontan heilende Erkrankungen. Therapeutisch empfiehlt sich Salz- und reichlich Flüssigkeitszufuhr.

Auch bei der einfachen Bronchitis im Kindesalter sind in der Regel weder schleimlösende Medikamente noch Mittel angezeigt, die den Hustenreflex blockieren. Die wichtigste Maßnahme zur Lösung des Schleims ist eine reichliche Flüssigkeitszufuhr in Form von Saft, Tee oder warmer Milch.

Sollte der Hustenreiz jedoch sehr quälend sein und der Schlaf dadurch beeinträchtigt werden, so kann das Mittel Optipect® Linderung verschaffen.

Inhalt

1 Fieberthermometer,
je 2 Mullbinden (4, 6, 10 cm breit)
1 Splitterpinzette
1 Rolle Leukoplast
1 Verbandschere
1 elastische Binde 8 cm breit
1 Schachtel Sicherheitsnadeln
je 3 Einmalspritzen (5, 10 ml)
1 Dreiecktuch
10 Einmalkanülen
10 Mullkompressen

*= Kindermedikament **= Arzt aufsuchen!

Medikamenten-name	Anwendungs-gebiet	Dosierung	Nebenwirkungen	Hinweis
Almag von CT (Aluminiumhy-droxid, Magne-siumtrisilikat)	Magen-schleimhaut-entzündung Sodbrennen	1-2 Tbl. 1-2 Std. nach dem Essen	Verstopfung	2 Std. Abstand zu anderen Medikamenten
ASS dura (Acetylsali-cylsäure 500 mg)	Schmerzen, Fieber	2-3x 1-2 Tbl.	Magen-beschwerden	nicht bei Magenschleim-hautentzündung od. Asthma
***Ben-u-ron** (Paracetamol 125, 250 mg)	Schmerzen, Fieber	nach Körper-gewicht	sehr selten asthmatische Beschwerden	für Kinder
BS ratiopharm (Butylscopol-amin=Hyoscin-Butylbromid)	krampfartige Bauchschmer-zen und Koliken	3-5x 1-2 Tbl.	häufiger Harndrang	Vorsicht bei Epilepsie
Braunol (Polyvidon-Jod)	Wunddesin-fektion	1-3x tgl. auftragen	evtl.Brennen	nicht bei Jod-Allergie

148

**Doxy-HP 100 (Doxycyclin 100 mg)	eitrige od. fieberhafte Infektionen	1.Tag 2 Tbl., dann 1x1 Tbl. bei einigen Infekten auch 2x1	Magenbeschwerden, Durchfall, Pilzbefall von Darm und Scheide	nicht für Kinder <8 J., Schwangere, keine abgelaufenen Tbl. verwenden
*Durapaediat-Saft (Erythromycin)	eitrige od. fieberhafte Infektionen	30 mg/kg KG in 2–3 Einzeldosen	Blähungen Durchfall	1 Meßl.= 200 mg für Kinder
Kanamytrex-Augentropfen (Kanamycin)	eitrige Augeninfektionen	stdl. einen Tropfen in das Auge		6 Wochen nach Anbruch vernichten
**Lariam (Mefloquin 250 mg)	Malaria-Behandlung	>45kg KG:1x3 Tbl., nach 6 Std. 2 Tbl., >60 kg KG zusätzlich nach weiteren 6 Std 1 Tbl. <45 kg KG 1x 25 mg/kg KG	Schwindel, Erbrechen, Durchfall, Angstzustände, psychiatrische Störungen	nicht bei psychisch Kranken anwenden, nicht zusammen mit anderen Malariamitteln anw.
Mycofug-Creme (Clotrimazol)	Pilzerkrankungen der Haut oder Schleimhaut	1x tägl. auftragen	Brennen, Rötung der Haut	mind. 1–2 Wo. nach Besserung weiter anwenden
Paludrine (Proguanil 100 mg)	Malaria-Vorbeugung	Erw.:1x2 Tbl. tägl. Ki.:nach Körpergewicht	Magenbeschwerden, Übelkeit	mit Chloroquin kombinieren
*Resochin jun. (Chloroquin 50 mg)	Malaria-Behandlung und Vorbeugung	Behandlung: 25 mg/kg KG exakt nach Schema im Beipackzettel Vorbeugung: 1x1/2–2 Tbl. wöchentl. je nach KG	Magenbeschwerden, Juckreiz, Sehstörungen, Kopfschmerzen	für Kinder

*Diazepam Rectal-Tube (Diazepam 5mg)	Fieberkrampf	<15 kg: 1 Tube rektal >15 kg: 2 Tuben rektal. Evtl. nach 3 Std. wiederholen	Müdigkeit, Atmungs- dämpfung	für Kinder nicht bei Neugeborenen
Systral-Gel (Chlorphenox- amin)	Juckreiz Sonnenbrand Insekten- stiche	mehrmals tägl. auftragen		bei Kindern nicht groß- flächig ver- wenden.
*Vomex A (Dimenhydrinat 40/70 mg)	Erbrechen Reisekrank- heit Schwindel	b.Bed.1 Zäpf- chen, max. 4/ Tag	Müdigkeit	
Chloroquin 250	Malaria-Be- handlung u. Vorbeugung	Vorbeugung: 1xwöchentl. 2 Tbl. Behandlung: 1x4 Tbl., nach 6 Std. 2 Tbl., nach weiteren 12 Std. 2 Tbl. nach weiteren 24 Std. 2 Tbl.	Magenbe- schwerden, Juckreiz, Sehstörungen, Kopfschmerzen	Vorbeugung auch in der Schwanger- schaft fort- führen!

Medikamente kindersicher aufbewahren! Toxische Dosis von Chloroquin z.B. für Kinder schon 1g Base.

Medikamente sachgerecht entsorgen, am besten vergraben oder verbrennen!

Verbrauchte Medikamente selbst wiederbesorgen und mit der Europa-Krankenversicherung abrechnen.

Malariaprophylaxe (Proguanil, Chloroquin) und Impfungen werden über den DED abgerechnet.

150

XVII Anhang

Anwendungen von Heilpflanzen bei Gesundheitsstörungen

Viele Menschen bevorzugen für die Behandlung leichterer Störungen und Beschwerden pflanzliche Heilmittel. Diese sind auch in unseren tropischen Gastländern reich vorhanden und spielen dort in der traditionellen Medizin eine bedeutende Rolle. Es ist zweckmäßig auf sie zurückzugreifen, wenn man sich der Grenzen ihrer Möglichkeiten und auch der Gefahren bewußt ist. In den ernsteren Fällen, z. B. Malaria, können sie die industriell hergestellten Medikamente der „Schulmedizin" nicht ersetzen!

Ausführlichere Informationen zur Anwendung von Heilpflanzen in tropischen Ländern finden sich in dem sehr empfehlenswerten Buch „Natürliche Medizin in den Tropen" von H.-M. Hirt und B. M'Pia (siehe Literaturliste, S. 165).

Eigenbehandlung mit Heilpflanzenpräparationen

Bei leichten Gesundheitsstörungen ist es nicht notwendig, die Krankheitssymptome zu unterdrücken. Die natürliche Abwehr des Körpers sollte in der Regel zugelassen werden, um den Heilungsprozeß zu ermöglichen. So dienen z. B. Fieber, Durchfall, Erbrechen und Abhusten der notwendigen Ausscheidung von Toxinen (giftigen Stoffen), und sollten nicht vollständig durch Medikamente unterdrückt werden.

Gesundheitsstörungen sind meist ein erstes Signal für ein körperliches oder seelisches Problem (Überbelastung, psychische Konflikte, Schlafmangel, falsche Ernährung, Krankheitserreger im Körper etc.) Wir sollten uns dann um uns selbst, um unseren Körper kümmern. Dazu gehören Bettruhe, schonende Ernährung, unter Umständen Kühlung, Massage, etc. Die Wirkung von Heilpflanzenpräparationen kann, richtig angewandt, zur Rückbildung der Gesundheitsstörungen führen, ohne daß eine schwere, therapiebedürftige Krankheit auftritt.

Die Verwendung von Heilpflanzen ist bei natürlichen Heilungsprozessen oft hilfreich und unterstützend, wenn man sich der Grenzen der Wirksamkeit und sinnvollen Anwendung bewußt ist. Tritt nach einigen Tagen der Selbstbehandlung keine Besserung ein, bzw. verschlechtert sich der Zustand, ist unbedingt ein Arzt aufzusuchen.

Richtig angewandt, können Heilpflanzen sehr wirksam sein, doch ist auch Vorsicht geboten. Nebenwirkungen können auch bei Heilpflanzen auftreten.

Bei manchen Pflanzen wie Rauwolfia, Stechapfel, Wolfsmilchkraut, Immergrün etc. muß sehr genau dosiert werden, da sie stark wirksame Stoffe enthalten, die bei Überdosierung schnell gefährlich sein können. Diese und ähnliche Pflanzen sind nicht zur Selbstmedikation geeignet. Das gleiche gilt für Pflanzen wie Flügelcassie (Cania olata), Cassis occidentalis, Aloe, Tamarinde, Sennesblätter, die den Darm stark reizen und als Abführmittel noch schneller zur Gewöhnung führen als chemische Substanzen wie Laxoberal, Dulcolax.

Sie müssen Pflanzen, die Sie verwenden, genau kennen. Verschiedene Pflanzen derselben Familie enthalten oft verschiedene Inhaltsstoffe, und sind daher nicht gleichermaßen für eine bestimmte Anwendung geeignet.

Es ist auch wichtig zu wissen, welchen Teil einer Pflanze Sie verwenden müssen: Blätter, Blüten, Wurzel, Stengel, Rinde oder Früchte. Die inhaltliche Zusammensetzung der Pflanzenteile ist nicht identisch. So kann man käufliches Rizinusöl notfalls bei Verstopfung anwenden, die Pflanze selbst ist jedoch äußerst giftig!

Sie sollten nie unbekannte Teile oder den Saft einer ihnen wenig bekannten Pflanze einnehmen. Oft differieren Wurzeln, Blüten etc. hinsichtlich ihrer Inhaltsstoffe.

Sammeln, Vorbereitung, Trocknen und Aufbewahren von Heilpflanzen

- Blüten und Blätter am besten sammeln, wenn die Pflanze gerade zu blühen beginnt (höchste Konzentration an medizinischen Stoffen).
- Wurzeln und unterirdisch wachsende Gemüse am besten am Ende der Regenzeit sammeln.
- Nahrungsfrüchte wegen des Vitamingehalts in reifem Zustand pflücken.
- Nie alles abreißen, damit die Pflanze weiterleben kann.
- Die Rinde nur von einer Seite eines Astes abschälen, nie vom Stamm.
- Nur einwandfreie Ware nehmen, keine welken oder von Insekten oder Pilzen befallenen Blätter.

- Wurzeln gründlich waschen und bürsten.
- Wurzeln kleinschneiden und in der Sonne trocknen.
- Blüten und Blätter im Schatten trocknen (da sonst die Wirksamkeit beeinträchtigt werden kann).
- Gewürze luftig und im Schatten trocknen (als Büschel oder in einem Stoffsäckchen für Samen).
- Bei allem möglichst sauber und hygienisch arbeiten.
- Licht - und luftgeschützt lagern, d.h. in sauberen, luftdicht schließenden Gläsern (kein Plastik oder Papier), und nicht in die Sonne stellen.
- Am besten nicht lange aufbewahren.

Auswahl von Gesundheitsstörungen, die mit Heilpflanzen behandelt werden können, solange sie noch nicht den Charakter einer ernsten Krankheit haben

- Verdauungsbeschwerden, Übelkeit, Blähungen
- Durchfall
- Verstopfung
- Unspezifisches Fieber
- Husten
- Halsschmerzen, Zahnfleischentzündung, Mundschleimhautentzündung
- Schlaflosigkeit
- Insektenstiche
- Verspannungen, Muskelkater
- Wundbehandlung
- Blasenentzündung
- Kreislaufbeschwerden, niedriger Blutdruck

Übelkeit, Reisekrankheit

Ingwer:
Frischer oder getrockneter Wurzelstock (enthält ätherisches Öl).
Als Pulver: Ein Teelöffel vor Reiseantritt einnehmen.
Als Tee: Eine Handvoll Ingwer mit einer Flasche Wasser (ca. 0,7 l) ungefähr 20 Minuten kochen, abseihen.
Als Tinktur: 50 g zerkleinerten Ingwer mit 80%igem Alkohol (unvergällt) auf 100 ml ergänzen, nach einer Woche abpressen. Gegen Husten und Verdauungsstörungen 3-4x täglich 10-20 Tropfen einnehmen.

Allgemeine Verdauungsstörungen

Am besten Bauchgymnastik oder -massage, zusätzlich Wärmflasche

Papaya:
Enthält das Enzym „Papain", das die Verdauung verbessert. Einige Tropfen Papayasaft oder ein kleines Stück Papayablatt zur Mahlzeit einnehmen. (s. Nebenwirkungen)

Ananas:
Enthält das Enzym „Bromelain", das die Verdauung fördert. Etwas Ananassaft von unreifen Früchten zu den Mahlzeiten einnehmen. (Vorsicht Nebenwirkungen).

Gewürze:
Speisen mit Pfeffer, Gelbwurz (Cumin, Curry) oder Kräutern zubereiten. Es regt den Gallenfluß an, das bedeutet eine verstärkte Zufuhr von Verdauungssäften und dadurch eine bessere Verdauung.

Bitterstoffe:
Haben denselben Effekt, z. B. in Form eines Aperitifs (Wermut o.ä.) oder Orangenschalen / Pomeranzenschalen; Fruchtschale kleinschneiden, trocknen. 25g hiervon (ca. 3 Eßl.) mit 1l Wasser kochen, abseihen und tagsüber trinken.

Blähungen

Cayenne-Pfeffer als Gewürz in Speisen

Fenchel, Anis, Kümmel = als Gewürz oder als Tee
Früchte vor der Verwendung etwas anstoßen (im Mörser), damit die Oberfläche verletzt wird, und die Inhaltsstoffe leichter freigesetzt werden können. 10 min ziehen lassen.

Basilikum:
15 g frische Blätter mit 0,7l (1 Flasche) kochendem Wasser übergießen, 5 min ziehen lassen, über den Tag verteilt trinken.

Eucalyptus:
Eine Handvoll frische oder getrocknete Blätter zerstoßen, 5 min mit 1 Flasche Wasser kochen, filtrieren, über den Tag verteilt trinken. (s. Nebenwirkungen)

Unterstützend: Bauchmassage und -gymnastik

Magenreizung, Magenschmerzen

Am besten ist **Kamillentee**

Guyave:
Enthält Tannin und ätherische Öle, wirkt beruhigend auf Schleimhautentzündungen, bildet eine Schutzschicht auf der Schleimhaut (auch bei Durchfall). 1 Handvoll **junge** Blätter mit 1 Flasche Wasser (0,7l) 20 min kochen lassen, filtrieren.

Lemongras:
Wirkt krampflösend und regt die Verdauung an.
Zwei Handvoll Lemongras mit 2 l kochendem Wasser übergießen, ziehen lassen, filtrieren, über den Tag verteilt trinken.

Schonende Diät:
Stärkehaltige Nahrungsmittel wie Reis, Yams, Tarot, Süßkartoffel u.a. (Stärke ist leicht verdaulich) und dünner schwarzer Tee.

Wärmflasche auf den Bauch!

Tritt nach einigen Tagen keine Besserung ein, ist ein Arzt aufzusuchen!

Durchfall

Bei Durchfall unbedingt **viel trinken**, um den Flüssigkeitsverlust auszugleichen (z. B. dünnen schwarzen Tee, enthält Gerbstoffe)

Ganz wichtig:

O R L (orale Rehydratationslösung) zum Ausgleich des Flüssigkeits-, Salz- und Glucoseverlustes und zur Kreislaufstabilisierung auf 1 Tasse Wasser (200ml) und eine Prise Kochsalz (die Menge, die Sie mit zwei Fingern fassen können) und drei Teelöffel Zucker oder Honig.

Besser noch:

Guyavenblätter (Tannine) und O R L.
Eine Handvoll *junge Guyavenblätter* mit 1 Flasche Wasser (0,7l) 20 min kochen lassen und filtrieren. Erneut aufsetzen, mit Wasser wieder auf 0,7l ergänzen und drei Eßlöffel Zucker oder Honig und eine Prise Salz hinzufügen. Flüssigkeit wieder in die Flasche füllen.

Dosierung:

Kinder unter 6 Monaten	1 Fl. /Tag
v. 6 Monaten bis 2 Jahre	2 Fl. /Tag
2–5 Jahre	3 Fl. /Tag
ab 7 Jahre + Erwachsene	4–5 Fl./Tag

Mango:

1 Handvoll **junge, frische** Mangoblätter, **Vorsicht!** (alte Blätter sind giftig).
In 1 l Wasser 10 min kochen lassen, filtrieren, über den Tag verteilt trinken.
Mangoblätter enthalten Tannine (wie Guyave) und schützen die Darmschleimhaut.

Kohle:

Z. B.: Kohletabletten oder Holzkohle (Carbo vegetabilis) von einem ungiftigen nicht harzenden Baum
oder: Erdnußschalen auf einer Pfanne verkohlen, zerstoßen, sieben.
3 x tägl. 1 Eßl. (Erwachsene).
Absorbiert Gifte und Gase hält aber Toxine länger im Darmtrakt!

Schonende Diät:

Stärkehaltige Nahrungsmittel (kein Fett, keine Fruchtsäuren [zuviel Obst])
Reis, Karotten, Yams, Tarot, Süßkartoffeln, Kartoffeln + dünner schwarzer Tee.
Evtl. Bananen. Gut verträglich ist auch Kokosmilch.

Wenn nach einigen Tagen keine Besserung eintritt, einen Arzt aufsuchen.

Verstopfung

Pflanzliche Abführmittel sind nicht zu empfehlen, da sie die Darmschleimhaut reizen und zu Gewöhnung führen.

Viel trinken!!!

- **Ballaststoffreiche Kost** (Kassava, Kleie, Vollkorn) und viel Flüssigkeit, damit die Fasern quellen können – sonst Verschlimmerung.
- **Viel Obst** essen (Fruchtsäuren – Pflaumen, Datteln, Feigen etc.)
- **Bauchmassage**
- **viel Bewegung**
- Evtl. einen Einlauf machen.

- Evtl. schwerlösliche Salze (Glaubersalz, Bittersalz). Sie bleiben im Darm, werden vom Körper nicht aufgenommen, und ziehen Wasser in den Darm. Das führt zu Stuhlerweichung und durch das größere Volumen, zur Kontraktion.
- Rizinusöl nicht als Eigenbehandlung!
- Evtl., im Notfall, chemische Substanzen wie Dulcolax, Laxoberal.

Tritt nach einigen Tagen keine Besserung ein, ist ein Arzt aufzusuchen.

Fieber

Unter 38,5 °C bei Kindern und 39 °C bei Erwachsenen muß Fieber nicht chemisch gesenkt zu werden.

Allgemeine Maßnahmen:

- Bettruhe
- Wadenwickel mit nassen Handtüchern o. ä. senken die Temperatur
- Viel Flüssigkeit zu sich nehmen.
- Viel Vitamin C in Form v. Früchten, Fruchtsäften.
- Schweiß- und harntreibende Tees, heiß trinken.
- Dadurch werden fiebererzeugende Stoffe (Pyrogene) ausgeschieden.

Wenn das Fieber steigt, sich auch mit chemischen Substanzen (Aspirin, Paracetamol) nicht senken läßt, wenn es mit Schüttelfrost oder Erbrechen einhergeht, ist dringend ein Arzt aufzusuchen!

Lemongrastee:
2 Handvoll Lemongras mit 2 l kochendem Wasser übergießen, filtrieren, über den Tag verteilt, warm trinken (Kinder entsprechend weniger).

Eucalyptus:
1 Handvoll zerstoßene, frische oder getrocknete Blätter 5 min mit 3 Flaschen Wasser kochen, filtrieren über den Tag verteilt, heiß trinken. (s. Nebenwirkungen)

Mangoblättertee:
1 Handvoll **junge**, frische Blätter in 2–3 l Wasser 10 min kochen lassen, filtrieren. Über den Tag verteilt, heiß trinken. **Vorsicht!** (alte Blätter sind giftig)

Basilikumblätter:
15 g Blätter mit 0,7 l kochendem Wasser übergießen, 6 min ziehen lassen, filtrieren. Über den Tag verteilt trinken.

Zitronensaft:
Saft einer Zitrone mit 500 ml heißem Wasser aufgießen, trinken. Enthält viel Vitamin C zur Steigerung der Abwehrkräfte und wirkt schweißtreibend. Alternativ kann der Saft von 1 Pampelmuse, von 2 Orangen oder 5 Mandarinen verwendet werden. Kleine Kinder oder Magenkranke können bei großen Mengen Bauchschmerzen bekommen.

Husten

– **Viel trinken!**
– **Inhalieren** (nur Wasserdampf, besser Wasserdampf und wenige Tropfen Chinaöl, oder Eucalyptusblätter zerstoßen und überbrühen oder Thymian etc.
– **Nicht rauchen!**

Einreiben:
Eine Handvoll trockene zerstoßene Eucalyptusblätter mit 1/2 Glas Öl 5 min erhitzen, abseihen, erkalten lassen. Damit mehrmals täglich die Brust einreiben. (Die ätherischen Öle werden eingeatmet und durch die Haut aufgenommen. Sie wirken schleimlösend und desinfizierend).

Schleimlösende Tees erleichtern das Abhusten.

Mango:
1 Handvoll frische, **junge** Blätter in 1 l Wasser 10 min kochen lassen, filtrieren, über den Tag verteilt trinken. **Vorsicht: alte Blätter sind giftig!**

Eucalyptus:
1 Handvoll frische oder getrocknete Blätter zerstoßen, dann 5 min mit 1 Flasche Wasser kochen, filtrieren, über den Tag verteilt trinken. (Achtung: siehe Nebenwirkungen!)

Zwiebel:
1/2 Tasse zerkleinerte Zwiebeln mit 1/2 Tasse Wasser verrühren. Während des Tages trinken. (Achtung, siehe Nebenwirkungen)

Papaya:
1 Handvoll Papayawurzeln (nicht den ganzen Wurzelstock) ausgraben und waschen. 15 min in 1 l Wasser kochen, filtrieren.
Dosierung: Erwachsene 3 x tägl. 1 Tasse, Kinder entsprechend Gewicht weniger.

Zitronenblätter:
2 Handvoll **junge** Blätter (frisch oder getrocknet) mit 1 l Wasser aufkochen, filtrieren. Über den Tag verteilt trinken.

Orangenblätter:
1 Handvoll **junger** Blätter (frisch oder getrocknet) mit 1 l Wasser aufkochen, filtrieren. –> Über den Tag verteilt trinken.

Thymian:
Als Tee aufbrühen, krampflösend, bronchienerweiternd, wirkt entzündungshemmend

Tagetes (eine Zierpflanze):
10 g getrocknete Blätter mit 2 Tassen kochendem Wasser übergießen, nach 20 min abseihen. 1 Tasse morgens, 1 Tasse abends trinken.

Der Schleim sollte gelöst und abgehustet werden. Hustenblocker sind nur nachts manchmal erforderlich (keine Eigenbehandlung!)

Bei trockenem Husten, Reizhusten viel trinken und immer etwas lutschen oder Kaugummi kauen, das regt die Speichelproduktion an und dadurch werden die Schleimhäute feucht gehalten. (mindert den Hustenreiz)

Bei krampfartigem Husten oder länger andauerndem Husten oder Husten mit gefärbtem Auswurf, dringend einen Arzt aufsuchen.

Zahnfleischentzündungen (evtl. durch Vitamin C-Mangel)

Viel Obst essen. Evtl. zusätzlich max. drei **junge** Mangoblätter kauen (enthalten Vitamin C und Tannine). **Vorsicht: alte Blätter sind giftig!**

Halsschmerzen

Etwas lutschen, zum Feuchthalten der Schleimhäute (wirkt lindernd) und mehrmals täglich gurgeln oder spülen mit Mango: 1 Handvoll *junger Blätter* (alte Blätter sind **giftig**!) in 1 l Wasser 10 min kochen lassen, filtrieren. Eucalyptus: 1 Handvoll frische oder getrocknete Blätter zerstoßen, 5 min mit 1 Flasche Wasser kochen, filtrieren. Falls vorhanden: Mit Salbeitee gurgeln oder ein paar Tropfen Chinaöl in abgekochtes Wasser geben und gurgeln.

Bei starken Schluckbeschwerden oder vereiterten Mandeln, ist ein Arzt aufzusuchen.

Zahnschmerzen

Nelkenöl (mitnehmen) auf die entsprechende Stelle tupfen oder Lemongras 2–3x tägl. 1 frisches Blatt kauen und ausspucken.

Beides sind nur vorübergehende Maßnahmen, daher Zahnarzt aufsuchen!

Schlaflosigkeit

Passionsblume (Blätter und Blüten):
1 Handvoll junger Blätter (frisch oder getrocknet) mit 1 Tasse Wasser 10 min kochen, abseihen. Abends trinken. Bei Nervosität, Krämpfen, zur Beruhigung: 1 Handvoll junger Blätter mit 1 Flasche Wasser 10 min kochen lassen, filtrieren. Über den Tag verteilt trinken.

Orangenblüten:
Zubereitung wie oben oder Tee aus Melissenblättern oder Lavendelblüten.
Abends **keinen Kaffee oder Schwarztee**

Entspannen (Massieren lassen)

Insektenstiche

- mit Wasser kühlen
- Zwiebel halbieren und mit der Schnittstelle auf den Stich halten.
- Frischer Knoblauch (Zehe halbieren, auf den Stich halten)
- Zitrone hilft auch oder Chinaöl

Vertreiben von Insekten

- **Eucalyptus, Lemongras:** reichlich getrocknete Blätter im Haus auf kleinem Feuer verbrennen.
- **Eucalyptus:** Man kann sich auch den Körper mit frischen Blättern abreiben.
- **Ätherisches Nelkenöl** (von zu Hause mitnehmen) nur wenig auf den Körper tupfen genügt, da es hochkonzentriert ist. Kann auch in einer Duftlampe verdampft werden.
- **Fertigpräparate mit ätherischen Ölen** (hier kaufen)
- **Zanzarin:** Körperöl mit Lemongrasöl. (ist auch für Säuglinge geeignet)

Körperöle z. B. mit Lemongras können selbst hergestellt werden (s. Anweisung bei Verspannungen (natürlich ohne Pfeffer). Der Ölfilm kann jedoch auf der Haut einen Hitzestau bewirken und somit bei empfindlichen Personen zur Bläschenbildung führen.

Auf entsprechende Kleidung, Moskitonetze, Fliegengitter achten. Manche Menschen reagieren mit heftigen allergischen Reaktionen auf Insektenstiche → Arzt aufsuchen.

Verspannungen und Muskelkater

Massagen! Dabei das Pflanzenöl verwenden, welches gerade zu bekommen ist. (Erdnuß-, Kokos-, Sesam-, Palmöl etc).
Öl + zusätzliche Pflanze + Wärme ergibt ein medizinisches Öl. Die Pflanzenteile können frisch sein (Blüten, Blätter), getrocknete sind jedoch besser (da kein Wasser enthalten ist, hält das Öl länger). Öl und Pflanzen in kochendem Wasserbad erhitzen, damit die Temperatur des Öls unter 100 °C bleibt. Nach 15–30 min Erwärmung filtrieren und unter Rühren erkalten lassen. Das Öl vor Luft, Hitze und Sonne geschützt lagern. Altes Öl nicht mit neuem vermischen. Wenn es ranzig riecht, wegwerfen.

Rheumaöl (auch bei Verspannungen und Muskelkater):
wirkt stark durchblutungsfördernd – nach Anwendung Hände waschen – nicht in die Augen bringen – nicht bei kleinen Kindern anwenden. Eine Handvoll (10g) Eucalyptus (getrocknete, zerstoßene Blätter), 1 Handvoll (= 10g) zerstoßenen Cayenne-Pfeffer (= 30g) und Pflanzenöl in eine große Konservendose (=375g).

Massageöl: (leicht durchblutungsfördernd)
Eucalyptus (getrocknete, zerstoßene Blätter) 1 Handvoll (= 10g)
Orangenbaum (getrocknete, zerstoßene Blätter), 1 Handvoll (= 10g)
Lemongras (getrocknete, zerstoßene Blätter), 1 Handvoll (= 10g)
und Pflanzenöl in eine große Konservendose (= 375g).

Babyöl:
(getrocknete, zerstoßene Blätter) Lemongras, 1 Handvoll (= 10g) oder Zitronenbaum oder Orangenbaum und Pflanzenöl 140 g = 1 kleine Konservendose.

Wundbehandlung

Bei Verbrennungen und Wunden niemals frische, ungekochte Blätter auflegen. Da sich auf der Blattoberfläche viele Mikroorganismen befinden, besteht die Gefahr der Wundinfektion.

Wunde auswaschen mit abgekochter **Kochsalzlösung (isotonisch 0,9%):**
9 g Salz (NaCe) = 2 Teelöffel + 1 l Wasser, aufkochen (mit einem Stück Verbandsstoff, das dann zur Reinigung benutzt wird) und abkühlen lassen. Immer frisch zubereiten.

Desinfektion mit Betaisodona-Lsg® oder Alkohol. Bei 70%igem Alkohol ist die desinfizierende Wirkung am stärksten.

Alkoholischer Extrakt von Papayablättern:
10 g getrocknete und zerstoßene Papayablätter + 100 ml 70 %iger Alkohol (o. 70 ml 98% Alkohol + 30 ml abgekochtes Wasser) nach 1 Woche abpressen und filtrieren oder Tasse getrocknete, gepulverte Papayablätter + 1 Flasche (0,7 l) Schnaps, Cognac o.ä. (ca. 50 %) nach 1 Woche abpressen und filtrieren.

Kleine Wunden oder Verbrennungen ohne Eiter können mit **Honig oder Zucker** behandelt werden. Zucker wirkt granulationsfördernd (abheilend) hat eine bakterienabtötende Wirkung und wirkt osmotisch (trocknet die Wunde aus). Außerdem ist er fettfrei, d.h. Sauerstoff kann an die Wunde gelangen, und sie heilt schneller.

Papaya:
Eine Scheibe von einer unreifen Frucht abschneiden (ohne diese vom Baum zu pflücken). Die Scheibe mit einer Binde auf der Wunde befestigen, nach 2 Stunden entfernen (bei Schmerzen evtl. früher). Papaya enthält das Enzym „Papain", das Proteine „verdaut". **Ananas:** enthält das Enzym „Bromelain", das entzündungshemmend wirkt. Ein Stück unreifer Ananas auf der Wunde befestigen.

Bei Abszessen sind Quarkwickel oder Umschläge mit Heilerde hilfreich.

Tritt keine Besserung ein, verschlechtert sich der Zustand oder handelt es sich um eine große oder entzündete Wunde, ist unbedingt ein Arzt aufzusuchen.

Blasenentzündung

Viel trinken, damit Niere und Blase durchgespült werden.
Harntreibende Tees:

Lemongras: 2 Handvoll Lemongras mit 2 l kochendem Wasser aufbrühen, ca. 10 min ziehen lassen, filtrieren.

Eucalyptus: 1 Handvoll frische oder getrocknete, zerstoßene Blätter 5 min mit 1 Flasche Wasser kochen, filtrieren. (→ siehe Nebenwirkungen)

Ananas: ca. 500 g der unreifen Frucht mit 0,7 l Wasser zum Kochen bringen, abgießen, über den Tag verteilt trinken. (→ siehe Nebenwirkungen)

Mango: 1 Handvoll frische, junge Blätter (Vorsicht: alte Blätter sind giftig!) mit 2–3 l Wasser 10 min kochen lassen, über den Tag verteilt trinken.

Zwiebel: 1/2 Tasse zerkleinerte Zwiebeln und 1 Flasche Wasser zum kochen bringen. Während des Tages trinken.

Maisgriffel: (frisch oder getrocknet) Zur Blütezeit noch vor dem Bestäuben sammeln und schnell im Schatten trocknen. 15 g getrocknete Maisgriffel mit 1 Flasche Wasser 15 min kochen lassen. Über den Tag verteilt trinken. Wirkt harntreibend und schmerzlindernd.

Wenn nach einigen Tagen keine Besserung auftritt oder die Beschwerden stärker werden, unbedingt einen Arzt aufsuchen.

Kreislaufbeschwerden und niedriger Blutdruck

- Viel Flüssigkeit zu sich nehmen (wirkt kreislaufstabilisierend).
- Ausreichend Zucker und Mineralsalze zu sich nehmen.
- Kaffee trinken oder: Erwachsene täglich bis zu 10 Kaffeebohnen zerkauen. (Nicht bei Magenbeschwerden)
- Ab und zu Beine hochlegen oder ein kaltes Fußbad nehmen.

Stärkung des Immunsystems

Vitamine zu sich nehmen, vor allem viel Vitamin C in Form frischer reifer Früchte, z. B. Ananas (viel Vitamine C), Papaya (Vitamine A, B, C), Guyave, Mango, Citrusfrüchte, Passionsfrucht (Vitamine C).

Pflanzen, ihre verschiedenen Namen und ihre Nebenwirkungen

Ananas: lat. Ananas comosus, engl., frz. Ananas. Den Saft, vor allem der unreifen Früchte, nicht anwenden in der Schwangerschaft oder bei Magengeschwüren. Kontakt von Ananassaft mit den Augen vermeiden!

Cayenne: Pili-Pili: lat. Capsicum engl. red pepper, spanish pepper, frz. Poivre d'Inde, Piment capisque. Cayenne enthält Capsaicin = die aggressivste, in Pflanzen enthaltene Substanz. Daher nach Anwendung sorgfältig Hände waschen, nicht in die Augen bringen (kann zu Blindheit führen) nicht auf Schleimhäute (Nase, Anus) und offene Wunden bringen.

Eucalyptus: lat. Eucalyptus officinalis, engl. Fever tree, frz. Arbre à fièvre. Nicht für Kinder unter 2 Jahren, bei Erwachsenen ist die Anwendung auf ein paar Tage zu beschränken.

Guyave: lat. Psidium Guyava, engl. Guava, frz. Goyavier

Ingwer: lat. Zingiber officinale, engl. Ginger, frz. Gingembre

Lemongras: lat. Cymbogon Citratus, engl. Indian melissa, frz. Fausse Citronelle, Herbe citron

Mango: lat. Magnifera indica, engl. Mango tree, frz. Mauguier. Alte Blätter sind giftig und dürfen nicht verwendet werden.

Orange: lat. Citrus sinensis, engl. Orange tree, frz. Orangier

Papaya: lat. Carica Papaya, engl. Melon tree, frz. Papayer. Das Essen von Papaya kann zu Bauchschmerzen führen, bei längerer äußerlicher Anwendung können allergische Reaktionen auftreten. Kontakt von Papayasaft mit den Augen vermeiden!

Tagetes (Studentenblume): lat. Tagetes erecta, engl. African / Aztec marigold, frz. Tagète. Nicht über längeren Zeitraum anwenden.

Zwiebel: lat. Allium cepa, engl. Onion, frz. Oignon. Bei längerer Anwendung oder bei allergiegefährdeten Personen können Hautirritationen auftreten.

Weiterführende Literatur

Hirt, Hans-Martin / M'Pia, Bindanda: „**Natürliche Medizin in den Tropen**", Tübingen 1994, erhältlich nur direkt bei ANAMED, Schafweide 77, 71364 Winnenden zum Preis von DM 25,— inkl. Porto. Erhältlich in deutsch, französisch und englisch.

Schäfer, Klaus: „**Hausgarten und Ernährung in den Tropen**", Reihe dü-Scriptum 3, 1979

XVII Register